老人入門

―いまさら聞けない必須知識20講―

和田秀樹

ワニブックス
PLUS新書

はじめに

人は誰もが老いるのですが、老いとか老化ということについてはよくわからない、よく知らないというのが実感なのではないでしょうか？

たとえば、あなたが70代前半の場合、思ったより大したことはないなと思われているかもしれません。足腰も大して衰えていないし、頭もそんなに昔と変わらない。

でも、ここから先どうなるのかよくわからない。

衰えを感じている80代の人についても先のことが予想できる人はまずいません。

それから先のことは経験したことがないのですから、わからないのが当たり前です。

医者だって、老化予防とか動脈硬化の予防とか骨粗しょう症の予防などといって、あれこれと薬を出すのですが、意外に、その人がその後どうなっていくのかをロングスパンでは見ていないものです。彼らの多くは理屈は知っていても、実際のところは知らないということが現実にあります。

私が高齢者にかかわりだしたのは東大の老年病科で研修医になった1986年のことで、その後高齢者専門の総合病院である浴風《よくふう》会病院に常勤で勤務するようになった（こちらのほうが大学病院よりはるかに私には役立ちました）のが88年のことです。35年くらい高齢者を診てきたことになります。

この経験ができたおかげで、巷《ちまた》で考えられている老化や老いの俗説について、「実はそんなことはないよ」ということが多少お伝えできると思うようになりました。

たとえば、多くの人は認知症になれば何もできなくなると思っているようです。有名な脚本家が認知症になったら安楽死にしてほしいと語ったり、役人が作り国会が承認した法律では、認知機能検査で点数が悪かった高齢者は、医師から認知症の診断を受けた場合、免許が実質取り消されることになりました。

しかし、長年、認知症を診てきた医者の立場で言わせてもらうと、認知症というのは、だんだん進行していく病気ではありますが、軽度のうちは日常生活ではほとんどなんでもできます。もちろん、運転もできます。

レーガン大統領やサッチャー首相は退任後アルツハイマー病を公表していますが、そのときにはまともなコミュニケーションは取れませんでした。認知症はそのレベルまで進行するのに通常5年以上かかりますので、彼らはおそらく在任中から物忘れくらいはあったと思われます。つまり、認知症も軽度であれば首相や大統領も務まるのです。

認知症になるのは歳をとれば仕方のないことなのですが、それをなるべく進めないことも大切です。そのためには「できることを減らさない」ことが必要なのですが、たとえば運転ができるならそれを続けることが大事になります。

いずれにせよ、いろいろな誤解から、老いを恐れる人は少なくないようです。

本書を通じて、老いの実態を知っていただき、安心感をもたれるとともに、冷静に対策を考えていただければ著者として幸甚この上ありません。

和田秀樹

老人入門　目次

第一講　老いは本来、幸せな時間です

老人の影が薄くなっていないだろうか

いまの時代は超高齢社会だの長寿の時代だのと言われていますが、その割に私たちは老人を身近な存在と感じなくなってはいないでしょうか？

たとえばかつては「おばあちゃん子」という言い方がありました。

忙しい母親にあまり可愛がってもらえない子どもが、おばあちゃんに甘えます。おばあちゃんは孫をとにかく可愛がります。欲しがるものはできる限り与えようとするし、あまり叱ることもありません。だから子どももおばあちゃんが大好きですし、ときには母親よりおばあちゃんの言うことを聞くようになってしまいます。

「おじいちゃん子」という言葉もあったはずです。それくらい子どもたちにとっておばあちゃんとかおじいちゃんというのは身近で親しい存在でした。

でも年齢を思い浮かべてみると、孫を可愛がるおじいちゃんやおばあちゃんはまだまだ若かったはずです。たとえば子どもが5歳なら両親はせいぜい30代ということになります。昔は若くして子どもを産みましたからおじいちゃんおばあちゃんもまだ50代か60

代です。いまの時代に当てはめれば全然、老人ではありません。

しかし子どもはその家の中で少しずつ成長してやがて成人して家を出るときが来ます。それが20歳だとすればおじいちゃん、おばあちゃんも60代後半から70代になっています。日本人の平均寿命は戦後になって一気に伸びましたが、じつは１９７０年代でしたら男性がやっと70歳、女性でも70代後半でしたから、孫が20歳になるころは亡くなるおじいちゃん、おばあちゃんがふつうにいたはずです。たとえ20歳が近づいても、孫にとっておじいちゃんやおばあちゃんはやさしくて愛すべき存在のままでした。幼いころは甘えてばかりでも、だんだんいたわるようになってきます。

何を言いたいのかというと、まだ超高齢社会や長寿の時代には程遠かったころのほうが、家庭の中で老人を間近に見つめる時間が長かったし、それだけ人間の老いとか死が身近な出来事だったということです。

いまはどうでしょうか？

おじいちゃんやおばあちゃんのお葬式に出ることはあっても、ほとんどの場合、一緒に暮らした時間がないのですから、老いて死んでいくという当たり前のプロセスに身近に接することがありません。

高齢者がどんなに増えても、その高齢者と接する機会が減ってきたという不思議な現象が起きているのです。

老いることへのマイナスイメージに振り回されていないだろうか

家庭の中で老人と接する機会が減ったかわりに、高齢者を取り囲む厳しい状況だけはどんどんテレビやマスコミで報道されます。

認知症が原因で起こったとされる交通事故、介護離職のように高齢者が家族に負担や犠牲を強いているような現実、高齢者の感情的な振る舞いや居丈高《いたけだか》な言動などですが、高齢者を抱えている家族の不安を煽《あお》るような報道もしばしば見られます。

とくに離れて暮らしている親がいれば、子どもは「一人にさせて大丈夫だろうか」と心配します。「少しボケてきたみたいだから、火の始末やガスの消し忘れも心配だ」「転んでケガでもされたら寝たきりになってしまう」と気が休まりません。

そして年老いた親のほとんどは、施設の世話になるのを嫌がります。子どもがどんなに勧めても、「まだ大丈夫だ」と言い張ります。

たしかに介護サービスはかつてに比べれば充実してきたかもしれません。かつてはどんなに高齢になっても、病気にならない限り自宅で世話をするしかなかったのですから家族にはそれなりの負担がかかってきました。

その点だけを考えると、いまはデイサービスや訪問介護を受けることができて、介護度が高くなれば施設（特別養護老人ホームなど）に入ることもできるのですから家族は高齢者の世話をしなくて済むようになっています。

これは高齢者が気を遣ったり遠慮したり、あるいは家族が苦労しなくて済むという点ではとてもいいことだと思います。でもそのかわり、人間が老いて弱っていくことのありのままの姿に触れる機会も減っていきます。

すると、自分が老いることに対してもマスコミが植え付けているような不安イメージしか持てなくなります。

高齢になるということは認知症や寝たきりになって介護を受け、家族や社会とのつながりも断たれてしまい、これといって楽しいこともなく弱って死んでいく。たとえばそんなイメージです。これでは老いることについて悲観的な受け止め方しかできなくなるのも当然のような気がします。

どんな人にも幸せな老いの時期がある

でもいま挙げたような老いのイメージには根本的に抜けているものがあります。

認知症で何もできなくなるとか寝たきりになるとか、介護施設に入って家族と暮らせなくなるというのは、老いの最終段階でしょう。いまの時代でしたら80代後半から90代にかけてのことで、病気にでもならない限り大半の高齢者は70代80代を元気に過ごしています。ご夫婦で助け合っている80代もいれば、夫や妻に先立たれても身のまわりのことは一人でやり遂げたり、できないことはヘルパーさんの助けを借りながらきちんと暮らしている90代だって珍しくはないのです。

ところがそういう老いの現実を、子どもたちはふだん目にすることがありません。

ふだんは「大丈夫かな」と心配し、たまに実家に帰れば「やっぱりボケてきたな」とか「歩くのも危なっかしいな」と進んできた老いだけに目が行きます。たまにしか会わなければ余計に目につくのです。「そろそろ施設を探しておかないと」と考えてしまいます。

これがもし、身近なところで老いを見つめていればどうなるでしょうか。

独り暮らしのおばあちゃん、おじいちゃんだって、手を休めてのんびりお茶を飲んだり菓子を食べたり、近所の仲良しと集まっておしゃべりしたり、飼い猫と日向《ひなた》ぼっこしているときがあります。家事といっても夫婦だけとか独り暮らしになればそれほどやることはないのですから、一日はのんびりしています。お酒の好きなおじいちゃんは、早めに晩酌の時間をつくって少しのお酒を美味しそうに飲んでいるときもあるでしょう。

地方に暮らす老人でしたら、小さな畑を作って自分たちが食べるぶんの野菜を育てているかもしれません。公民館のような施設で料理教室とか手芸講習とか、敬老会のような集まりもちょくちょくあります。何の予定もないお年寄りにとって、そういう集まりは楽しみのひとつで、ときどき顔を合わせる幼馴染みとおしゃべりに熱中します。

都会暮らしや街暮らしでも同じです。

自分が長く暮らしてきた地域には、贔屓《ひいき》の食べ物屋さんや顔馴染みの商店があるものです。散歩がてらゆっくり歩いて買い物に行ったりお昼ご飯を食べたり、仲良しの老人同士で小さな旅行に出かけたり趣味の習い事を始めてみたり、誘い合ってスポーツクラブで軽い体操を始めてみたり、とにかく気が向いたことを気の合う人と楽しんでみることができます。

お互いに夫婦だけとか独り暮らしなら、訪ねるのも遠慮が要りませんから、ときには得意な料理を持ち寄って一緒に楽しむことだってあるかもしれません。

そういった暮らしは、いまの80代でしたらどこに住んでいても特別な光景ではありませんね。誰にも気を遣わなくて済むし、気兼ねも要らない、見栄《みえ》だの体裁だのを取り繕う必要もありません。ゆったりして、気持ちのいい時間が一日の中にたっぷり用意されています。「ああ、歳を取るっていいなあ」と目を細めている老人が案外、多いかもしれないのです。

いまの社会は高齢者を隔離しようとしていないだろうか

ところが、そういう幸せな老いを目にする機会が現役世代にはなかなかありません。どの家にも高齢の親が同居していた時代ならともかく、別居していたり親だけが施設で暮らしているというケースが増えているからです。

それからこれは私の感想になりますが、高齢者の姿を街角であまり見かけなくなりました。いまはたまたまコロナのせいもあって外出を控えているだけかもしれませんが、コロナが収まっても、高齢者が家に引きこもる傾向が続くのではないかと危惧《きぐ》しています。

同居していても離れて暮らしていても家族にとってそれがいちばん安心というのがあります。

高齢者自身が、引きこもり生活に慣れてしまって、知らず知らずのうちに足腰の衰えが進み、外出に不安を感じるようになっている可能性があります。引きこもってテレビの前で過ごす一日が日常的になってしまうかもしれません。

そしてこれは私がいつも腹を立てていることなのですが、世の中が高齢者の外出を拒もうとしています。免許返納を勧めたり、免許更新に高齢者だけが受ける試験を設定したりややこしい手続きを義務化させたりしてハードルを高くしました。都会の大きな交差点はどんどん歩道橋が作られて、しかもエスカレーターはありません。ターミナル駅もテナントだけが充実してエスカレーターは後回しにされています。街角や公園のベンチもどんどん片づけられて一休みする場所がありません。

つまり地方で暮らそうが都会で暮らそうが、高齢者は引きこもるしかなくなっているのです。

海外に行くと、たとえばニューヨークのセントラルパークのような中心部の公園にも街角にものんびり歩いている高齢者がふつうに目につきます。疲れたらベンチで休み、そこで同じような高齢者と楽しそうにおしゃべりしています。隣のベンチには小さな子どもや赤ちゃんを抱いたお母さんがこれものんびり休んでいます。そういう幅広い年代が、ゆったりした気持ちでお互いを見守る社会がごく自然なものになっています。ところが日本では世界のどこの国より高齢者が多いはずなのに、おじいちゃんやおばあちゃ

ん の姿がありません。
そしてそのことに気がつく人はあまりいません。

あなたの老いの中の幸せな時間に気がつこう

この本は、少しゆったりした気持ちで読んでいただければありがたいです。

「年寄り専門の精神科医が言うんだから、少しは役に立つ話が聞けるかもしれない」

まあ、そんな程度の気持ちでいいです。

まず私が言いたいのは、老いの中にはたくさんの幸せな時間が用意されているということです。ここまでに書いてきたように、身近な老いを見守る経験が減ってきた現代は、どうしても老いに対して悪いイメージだけを持ってしまいがちです。

実際にはそんなことはありません。

老いはほとんどの義務やノルマから解放される自由な時間をたっぷりと与えてくれます。

できないことが増えてくるとしても、やらなければいけないことが減ってくるのですから楽になります。できないこともムリにやる必要はないし、元気なころのように完ぺきにやり遂げる必要はありません。ちゃらんぽらんが許されてくるのです。

長い年月、悩まされてきたさまざまな人間関係からも解放されます。義理だの見栄だの利害関係だのといった足かせはないのですから、自分が好きな人、一緒にいて楽しい人とだけつき合えばいいのです。

他人に対してやさしくなれます。細かいところにこだわったり、高い要求水準を突きつけることがなくなります。自分ができないことや、周囲の手を借りなければいけないことが増えてくるのですから「ありがたいな」という気持ちが自然に生まれてきます。誰に対してもやさしくなれるのです。だから「おばあちゃん子」はおばあちゃんが大好きなのです。

ときには威張れます。たとえ暦の上だけだとしても「敬老の日」というのがあります。ある世代を敬う日なんてほかにありません。だから長い人生経験からつかんだ自分なりの判断や考えをもとにして「それはいけないよ」とか「世の中はそういうものじゃないよ」と諭すことができます。相手が納得してくれるかどうかわかりませんが、とりあえず威厳は保つことができるのです。

ひとまずこれくらいにしておきましょう。

とにかく、老いの中には楽になれること、幸せになれることがいくつも用意されています。そういう時間がこれから待ち構えていると気がつけば、老いへの不安も少しずつ消えてくると思います。

そもそもいくつからが老人なのか

老いのイメージは時代とともに変わってきました。

簡単に言えば、どんどん後ろに延びています。55歳が定年の時代には70歳はもう立派な高齢者でしたが、いまの70歳は区分だけは前期高齢者でも、現役世代といってもいいくらい元気です。

ところが、どんなに寿命が延びても限界があります。長寿というのは昔も今も、10

0歳を超えた年齢です。百寿者という言葉もありますが、これくらいまで生きれば寿命としてはじゅうぶんという気がします。

でも平均寿命が延びたおかげもあって、自分の老いに対して「まだ先のこと」とか「この通り元気だし」といった過信や油断が生まれていないでしょうか。かつてでしたら70歳ともなれば「私ももう古希か」「友人たちもずいぶん先立ってしまったなあ」という感慨が生まれ、いやでも老いを意識したはずです。気持ちの備えぐらいはできたのです。

ところがいまは、ほとんどの人が「70歳なんてこんなものか」と受け止めます。周りの友人たちもみんな元気です。

でも自立して暮らせる目安となる健康寿命を考えると、「こんなものか」では済まされません。ほんの2、3年で男性は日本人の健康寿命の平均値に達してしまうのです。わずか72歳が健康寿命と知ると大半の人が驚くはずです。

かりに70代を元気に自立して過ごしたとしても、男性の平均寿命や平均余命を考えると、残りの人生は十数年ということになります。何だか人生終盤の計算ばかりしてしまいますが、何を言いたいのかといえば、「老いなんて先のこと」と楽観している世代にとってもそろそろ備えは必要だということです。

「老いるとはどういうことなのか」

「いま何か備えることはできるのか」

せめてその程度の知識を身につけておくだけで、ある日気がついたり、自分が実感した老いと落ち着いて向き合うことができます。

ところで老人とはいくつからなのでしょうか。

前期高齢者にあてはめれば65歳からになりますが、いまの時代、60代の方には自分が老人という実感はありません。むしろ「年寄り扱いするな」という気持ちのほうが強いでしょう。

70代はどうかといえば、これは「そろそろ」という実感が生まれてきます。「まだ老いは先のことだけど、そろそろ考えたほうがいいかな」という気持ちです。

何を考えるのか。

老いてからの自分の人生です。日々の暮らしも含めて、どう生きていこうかなということを考えます。漠然としていても、「75歳までにやっておきたいこと」「80歳過ぎたらこういう暮らし方をしてみたい」「そのためにいまできることはどんなことだろう」……、といったことを考えるようになります。

つまり、老いてからの自分に目を向けるようになるのです。

そこが老人の入り口ではないでしょうか。70代になったら、自分が老人と呼ばれる年代に達したことを認めてもいいような気がします。

老人入門——可能性はそこから広がってくる

まだ自分を老人とは認めたくない年齢であったとしても、老いをやがてやってくる自分の現実と受け止められるようになること、そして本当の老いを実感したときに、慌てることなく向き合えるようになること。このふたつが実行できれば、老いの備えは十分ではないのかなと私は思います。

そのためにはまず、老いそのものへの知識が必要です。

老いることで心や身体にどんな変化が起きるのか、その変化をどう受け止め、どう乗り越えていけばいいのか、そういった老いと緩やかに闘うための知識ですが、ほかにも大切な知識がいくつかあります。老いと闘うことだけが備えではありません。ある年齢、多くは80代後半ですが、老いを受け入れるしかない時期がやってきます。

そのとき、緩やかに老いながらもどう自分の人生や毎日の暮らしを楽しんでいくかを考えておくことも大切な備えになってくるはずです。

老人入門というのは、いつかは受け入れるしかない老いの人生の中に、いかに自分の希望や願いを育てていくかを計画することでもあるのです。入門ですから、その先に道や可能性をどのようにでも広げていくことができます。

「私はこんな老い方がしてみたい」とか「こんなふうに老いを楽しんでみたい」という希望を育てていくこと、それも老人入門の気楽さになってきます。

老いは誰にとっても初めての経験なのですから、自分だけの老い方をどのようにでも描くことができるし、実現していくこともできます。初心者ほど先入観にとらわれず自由な発想ができるのです。そのためのヒントとなることをこの本では可能な限り伝えてみたいと思っています。

第二講　老いについて知っておきたい基本的な3つのこと

自分の老いにすら気づかない人がいます

もちろん、第一講で書いてきた幸せな老いを楽しむためにはいくつかの前提があります。

まず何よりも、最低限の体力は保っている必要があります。生活のために欠かせないことは自分でできて、近所を歩くぐらいの体力も残っていなければいけません。

そして、大らかでなければ困ります。

怒りっぽくなったり頑固になったり、猜疑心《さいぎしん》が強くなってしまうと、いくら身体が元気でも誰も近づいてくれません。孤独な老人になってしまうのです。

どちらもそれほど難しいことではありません。かりにいまのあなたが70代だとすれば、このふたつぐらいは備わっていると思います。以前ほどの体力がないのは仕方ないとしても、まだまだ日常生活に不便はありません。旅行に出かけたりウオーキングで気に入った場所を見つけると少しぐらい遠くても毎日通うことだってできます。

大らかかどうか、これは自分に問いかけてみてください。

「少しイライラしやすくなったかな」とか、他人に反論されるとつい自分の主張にこだわってしまうとか、その程度のことでしたら自覚しているかもしれません。あるいは「頑固は性格だから直らない」と諦めているかもしれません。

でもまあ、これも少しぐらいは良しとしましょう。誰に対しても穏やかに接して、相手の言うことを素直に聞き入れるなんて、よほど人間ができている人に限られます。

ところでもうひとつ、大切な前提があります。

「老いる」とはどういうことなのかを知っていることです。

じつはこれが難しいのです。それも当然で、一般的な老いへのイメージは持っていても、自分が老いればどうなっていくかということは案外、知らない人が多いのです。身近な人間の老いを見守る経験がなくなってきたせいもあります。不安を煽《あお》るさまざまな情報だけが溢れているせいもあります。

そもそも、誰にとっても老いは初めて経験することばかりです。

ほんとうはただの老いが原因なのに「おかしい、以前はこんなじゃなかった」と焦ったり不安になる人がいます。

「こんなことで諦めてはいけない、頑張らなくちゃ」と無理をしてかえって身体を弱らせてしまう人もいます。

「まだ70代なのに、いまからこんなじゃ先が思いやられる」と悲観的になってしまう人もいます。

つまり老いに対しての知識がないことで、不安になったり自分を追い詰めてしまう人が出てきます。それによって老いが加速したり、不幸な老い方をする人が出てくるのです。

「老い」について押さえたい基本的な知識

そこで長年、高齢の方と向き合ってきた精神科医として、これだけは知っておいたほうがいいですよという基本的な知識を説明してみます。老いが誰にとっても初めて経験する世界だからこそ、知識は備えておいたほうがいいです。そのほうが憂いなく老いを迎えることができるからです。何より知識があれば余計な不安は持たなくて済みます。

不安は高齢者の心に悪い影響しか与えません。

まず、最初に基本的なことをふたつだけ挙げましょう。
①「老い」は個人差が大きい
②「老い」はゆっくりと進む
このふたつです。
①の個人差が大きいというのは、人それぞれだということです。
90歳過ぎても足取りがしっかりした高齢者もいれば、70代で認知症が始まって生活に不便を感じる人もいます。

同じ80代でも、元気な人は自分で車を運転して旅行に出かけたり、スポーツを楽しむこともできますが、逆に寝たきりになって周囲の力を借りないと日常生活ができなくなる人もいます。

10代や20代のころの個人差なんて、せいぜい体力や筋力ぐらいのもので、それも大きな差にはなりません。5キロぐらいの距離を歩いて1時間かからない人ともうちょっとかかる人がいるという程度の違いです。これが80代になると50メートルも歩けない人と

5キロくらいなら平気で歩く人に分かれます。老いてくると、それくらい個人差が大きくなってきます。

この「個人差が大きい」ということを知っていると、同世代の高齢者と自分を比べて嘆くことがなくなります。「老いはそういうもんだ」と受け止めればいいのです。

体力はガクンと落ちても、本を読んだり映画を観たりといった知的な時間なら同世代の誰よりも楽しむことができるかもしれません。それならそういった知的好奇心を満足させるような毎日の暮らしを作っていけばいいことになります。

「でも、それで身体がどんどん衰えてしまったら困る」と心配する人もいるでしょう。

これも案ずるには及びません。

「老い」はゆっくりとしか進まないからです。

②のゆっくりと進むというのは、慌てなくても打つ手はあるということです。「歳かな」と気がついたときに老化防止のためのさまざまな手を打っても間に合うということです。

たとえば足腰の筋肉が衰えてきて歩行に不安を感じるようになったとします。

「ああ、歳なんだなあ」と誰でも気がつくし、「これからどんどん衰えていくんだろうな」

と悲観的な気持ちにもなってきます。

でも、そこで日常生活にできるだけ歩く習慣を取り入れるようにするだけで、少なくともしばらくの間はフレイル状態にはならないで済みます。このフレイルというのは、自立と要介護の中間状態とされるものですが、高齢になってくると気がつかないうちにフレイルから要介護に進んでしまうことが多くなります。

もちろんゆっくり進むから安心していいということではありません。それだけ油断してしまうことが多くなるし、気がついたら手遅れということだってあり得るのです。そうならないための対策もこの本で学んでいきましょう。

「老い」にはそれぞれのフェーズがある

あなたがいま70代半ばだとします。60歳になったときどう感じたでしょうか。

たぶんほとんどの人が「こんなものか」と思ったはずです。

「昔なら還暦だ。いい歳だけど60なんてこんなものか」と拍子抜けしたと思います。

70歳になったときも同じような感覚が生じたでしょう。「70なんてこんなものか」という感覚です。古希なんて言葉を思い出してもピンときません。

「少しガタが来ているけど、老いなんて恐れるに足りないな」と思ったかもしれません。

では80歳、90歳を迎えたときの自分を想像することができますか。

「そのころはもう、どうなっているかわからない」とほとんどの人が考えるはずです。

「だいいち、生きているかどうかもわからない」

「まあ、元気でいたいけど、こればっかりはなってみないとわからない」

たぶんそんな答えが返ってくるでしょう。急に弱気になってきます。

「なってみないとわからない」というのはまったくその通りで、たった数年、あるいは十数年先の自分でも、どうなっているかわからないのですから、私たちはこれからやってくる老いに対しては何もわかっていないことが多いのです。

そこで老いに対しての基本的な考え方をもう一つ挙げてみます。

③老いにはそれぞれのフェーズがある

ということです。70代の10年間と80代の10年間は同じではなく、まったく違う10年になります。老いにはそれぞれの年代によって特有のフェーズ（局面）があるということです。それぞれのフェーズに応じて、暮らし方や生き方を選んでいくことも大事になってきます。

過ぎた10年をもとにしてこれからの10年を予測するのは不可能だということです。

「いい老い方をする人」「悪い老い方をする人」

あなたはいま「老い」に対してどんなイメージを持っていますか。たぶん、いいイメージは持っていないと思います。

それは当然のことで、老人には若者のような明るい未来がありません。しなやかな身体もないし、シャープな頭脳もありません。

いろいろな病も抱えています。もの忘れがだんだんひどくなってきて、そのうち認知症の仲間入りをするかもしれません。とにかく老いには弱っていく、枯れていく、衰えていくという印象しかないのですから、いいイメージは持ちようがありません。

では世の中の高齢者はみんな身体が衰えてやりたいことができない人ばかりでしょうか？

認知症になって何もわからない人ばかりでしょうか？

そんなことはありませんね。80代でも90代でも、やりたいことや好きなことを楽しんでいる人は大勢います。認知症が始まっていても、けっこう論理的な話し方をしたり、家事や人づき合いもいままで通りに続けている人が大勢います。

もちろん、さらに老いてくるとやりたいことの半分もできなくなったり、周囲の助けを借りないと暮らせない人も出てきます。

それが本人にとってつらいこと、生きにくいことなのかというのは、じつは本人でなければわかりません。欲望も小さくなってしまえば、案外、穏やかな気持ちで幸せに暮らしているかもしれないのです。

あるいはこういう考え方もできます。

自分の老いすら想像もできないのに、悪いイメージだけで「老い」を塗りこめてしまう。

もしかするとそれが「悪い老い方」を作っているのかもしれません。

私は老いにはふたつの種類があって、幸せな80代90代を送る人は「いい老い方」ができた人、不幸な80代90代を送る人は「悪い老い方」をしてしまった人ではないのかなと考えるようになっています。

老いの悪いイメージだけに囚われてしまうと、老いは不幸な出来事でしかありませんが、楽になれると思えば老いの中にはそれなりの幸せが用意されていることにも気がつきます。人生の終盤に、どんな人にもやってくるのが老いなのですから、どうせなら幸せが用意されていると考えたほうがいいですね。そうでなければ長生きすることがただつらいだけのことになってしまいます。

老いの知識があれば、「いい老い方」ができる

老いが持つマイナスイメージではなくプラスイメージに注目してみる。

たったそれだけのことで、自分が老いていくことへの不安がなくなります。

「歳を取るのも悪いことばかりじゃないんだな」

そう気がついただけで、ゆったりした気持ちで自分の老いを受け入れることができます。

悪いイメージしか持てない人は、少しの老いを自覚しただけで慌ててジタバタしたり悲観的な気持ちになったりしますが、ジタバタと慌てたり焦ったりすると、老いが持っている安息の時間や楽な生き方ができなくなります。悲観的になってしまえば、どういう意味でも幸福な気持ちにはなれません。つまり「悪い老い方」を自分で選んでしまうのです。

プラスイメージに注目することができれば、老いをゆったりした気持ちで受け入れることができます。

そこでこの本では、長く高齢者の医療に関わってきた立場から、私が老いについて感じてきたことや気がついたこと、数多くの高齢者と接して学んできたことをわかりやすく説明してみようと思います。

身体が衰えるとはどういうことなのか、高齢者はどんな感情生活を送っているのか、認知症はほんとうはどんな病なのか、がんを始めとするさまざまな病気とどう向き合っていけばいいのか、いざというとき介護保険はどう使えばいいのか、そういったひと言でいえば老いるとはどういうことなのかという予備知識をみなさんに備えてもらうためです。

ですから、べつにプラスイメージだけを伝えるつもりはありません。

ただ、少なくともみなさんよりはたくさんの高齢者に接してきたぶん、より妥当で現実的な知識を伝えることができると思います。備えあれば憂いなしです。ぜひ、「いい老い方」の手引きにしてください。

第三講　歳を取るほど使わない機能の衰えがひどくなる

通勤がなくなっただけで脚力は急降下している

「老いにはフェーズがある」という話をしました。

60代より70代、70代より80代のほうが老いは加速されます。

べつに脅すつもりはありませんが、ガクッ、ガクッと老いてきます。侮れないのがケガです。

たとえば脚を骨折したとします。10代や20代のころでしたらギプスに松葉づえでも歩けます。

ギプスが外れれば、その日から以前と同じように歩けるでしょう。

ところが70代になったら、骨折したらしばらく寝ているしかありません。

かりに半月も寝ていたらどうなるでしょうか。骨折は治ってもほとんど歩けません。しばらく寝ていただけで全身の筋肉が衰えてしまって、歩くどころではなくなってしまうのです。

入院とか自宅での安静でも同じですが、いちど寝たきりになってしまうと以前のように歩くとか座る、立ち上がるといった何でもない動作が「どうしちゃったんだろう」と周りが驚くぐらいできなくなります。もちろん本人にもショックです。「いきなりこんなに弱ってしまうのか」と自信を失うし、「このままいけばどうなるんだ」と不安になります。

廃用症候群（廃用性萎縮）という言葉があります。筋肉や関節のような身体の動きを支える部分が、使われなくなるとどんどん衰えてしまい、日常生活も不自由になることですが、たとえ1週間の入院でも下肢の筋肉は20パーセントも萎縮すると言われていますす。つまり使わないと機能が低下してしまうのです。老いるとただでさえ筋肉は萎縮していますから、まさにガクッとくるのです。

ということは、歳を取るほど動かないとダメになるということです。べつにケガで寝たきりにならなくても、ふだんの生活で使わない筋肉や関節があると、どんどんその機能が衰えてしまいます。

たとえば勤めていたころには最寄り駅まで10分歩いていたとします。しかも通勤ですから早足です。それも毎朝のことでした。

その習慣がなくなって、一日の大半を家で過ごせばどうなるでしょうか。

家の中を歩き回るだけなら、べつに脚の衰えを意識することはないでしょう。では、かつてと同じように駅まで歩けるでしょうか。実際に歩いてみれば愕然《がくぜん》とするはずです。以前のように足が前に出ない、時間がかかる、息が上がる、「こんなに弱ったのか」と気がつきます。自分としては少しも変わっていないつもりだったのに、生活パターンが変わったことで大きな変化が起きているのです。たった10分の歩行でも、それを毎日やっていた人がピタリとやめてしまうと歩行機能はガクンと衰えてしまうのです。

自由をどう楽しむかがポイントになってくる

でも、70代になるとほとんどの人が通勤からは解放されます。

これは嬉しいことです。

日常生活の中でも、「無理はしない」「疲れたら休む」といったことを自然に心がけるようになります。女性でもたぶん、夫婦だけの暮らしになれば買い物の回数が減り、一回あたりの量も減ってくるでしょう。かつてに比べれば洗濯ものの量もずいぶん減ってきました。そういったことはすべて、生活の中での作業量が減ってくるということです。

同時に、それだけ身体の中の使わない機能が増えてくるということです。

機能の衰えなんて、とくに複雑なことではなく、仕事を辞めるとか、生活の中の作業や活動が減ってくるといったことでも起こります。たとえば買い物が面倒になってきて宅配のまとめ買いで済ませるといった程度のことでも、歩かなくなるし、重いものを持たなくなります。

では、歳を取ると機能の衰えは避けられないことなのでしょうか。仕事量や作業量が減ってくるのはありがたいし気分のいいことなのに、それが老いを加速させる原因だとしたら、困ってしまいます。「怠けるな」とか「手を抜くな」と言われているみたいです。

そこで機能の衰えを予防するために、たったひとつの考え方をしっかりと身につけてください。

それは、自由時間を楽しもうということです。

仕事からリタイアするだけで一日の中の自由時間が増えます。曜日も気にしなくていいのですから、日数のかかる計画を立てることもできます。とにかく、この何十年間も願っていた自由が手に入るのです。

その自由を楽しみ尽くすことを、生きる目的にしてみてはいかがでしょうか。

老いたら人生の目的を見失うとか、仕事がなくなったことでポッカリと心にすき間ができてしまって何をやっていいのかわからないと訴える70代の方はしばしばおられます。ところが溌溂と暮らしている80代のおじいちゃん、おばあちゃんはそういう抽象的な悩みなんか持ちません。

「こう見えてもけっこう忙しいよ。毎日やることがあって一日があっという間に終わってしまうよ」

しばしばそんな返事が返ってきます。

70代より80代が忙しくなることはありませんから、こういうおじいちゃんやおばあちゃんはあり余るほどの自由な時間を楽しみ尽くしているのでしょう。自分が好きなことややってみたかったことを自由な時間にやり始め、それがだんだん根付いて毎日の習慣になってしまえば、一日が短く感じられるのも当然のことです。

そして、そういう「種まき」をいつやったのかといえば、まだ身体が元気だった60代、70代の時期ということになります。

やりたいことは思い出せばきっと浮かんでくる

「でもこれといって趣味もないしやってみたいことも思い浮かばない」

「何を始めるにしても教わったり習ったり、人とつき合わなくちゃいけない」

そう考えると、いまさら自由を楽しもうと言われても億劫《おっくう》な気持ちになります。

「何にもしないで家でゴロゴロしたい、それが働きづめの人生へのご褒美になる」

なるほど。そういう考え方もありますね。

でもご褒美の時間は長くたっぷりと楽しみたいです。家の中でゴロゴロしてもひと月もすれば飽きてしまいます。おまけに全身の機能低下が進みます。気力も体力も衰えてしまうのです。

そのまま80代を迎えたらどうなるでしょうか。ガクッと老け込むのは想像できると思います。老いが加速されるフェーズに入っていきます。脳の機能の低下も激しくなるでしょう。そういう状態から抜け出すのは容易ではありません。

70代ならまだ身体的な機能はそれほど衰えていません。「やってみようかな」と思ったことにとりあえず取り組むことができます。取り組めば、それがどんなことであっても身体を動かしますから何かしらの運動にはなります。歩く、抱える、持ち上げる、指先を動かすといった程度のことでも、身体のいろいろな筋肉や関節を動かします。毎日、ちょこちょこと身体を動かしているだけで、機能低下は防げるのです。

したがって、どんなことでもいいです。自分がやってみたいことを思い出してみましょう。「思い出す」という言葉を使いましたが、考えだすのではなく、思い出してみましょう。

「私は何をやりたいんだろう」と考えても答えはなかなか出ませんが、「私がやりたかったことは何だっけ」と思い出せばいくつかの答えがきっと出てきます。

「勤めていたころはローカル線の旅に憧れたなあ」

「そういえば楽器を覚えたくてギターを習い始めたときがあったなあ」

「土いじりが好きで、小さな市民菜園を借りたこともあったな」

「料理だって40代の一時期、けっこう凝っていたな」

「そうだ、海釣りだ、同僚に誘われて何度か出かけたけど、その同僚が異動でいなくなるとやめてしまったんだ」


仕事一筋の会社人生だったとしても、ふとのめり込んだ趣味や遊び、憧れた世界がどんな人にもひとつやふたつはあったはずです。それを思う存分楽しめる時期が来たのです。他人に教わるのが面倒なら入門書のようなビギナー本を読んでもいいし、その分野の雑誌を探すのもいいでしょう。まず、動き始めることです。

やりたいことを始めるだけで全身に指令が降りる

もしかするとあなたは「そんなことで身体を鍛えられるのか」と思うかもしれません。

「ローカル線の旅行なんて、ただシートに座っているだけじゃないか」

「料理なんて何の運動にもならない」

そう考えると「ただのヒマつぶしだろう」と首を傾《かし》げるかもしれません。

では、たとえば料理するためにやらなければいけないことを数え上げてみましょう。

まず何を作るか決めます。冷蔵庫の中身を調べて足りない材料や調味料をリストアップしてスーパーに買い物に行きます。売り場を歩き回ってカゴにあれこれ放り込んで、レジを済ませて袋をぶら下げて家に戻ります。それからキッチンに立って料理です。包丁で刻んだり鍋やフライパンを出して調理します。せっかくだからテーブルを片づけて食器を並べます。ワインかビールも一口飲みたくなるでしょう。脚も腕も指先もけっこう使うのです。

ヒマつぶしでテレビを観ているだけなら何もしません。身体はまったく動かさないし頭も使わないし口も動かしません。たかが料理でも、何かやりたいことをやってみるというのはそれだけで脳から全身に指令が降りてさまざまな運動機能が刺激されるのです。

旅行や楽器、土いじりや海釣りとなればさらに全身の運動機能や感覚が動員されますね。

しかも、どれもやってみたいことなら楽しくて仕方ないでしょう。気分も朗らかになるし、元気が出ます。心地よい疲労感が生まれて夜もぐっすり眠れます。

つまり、老化防止のために特別なメニューを自分に課さなくていいのです。毎日1万歩歩こうとか筋トレしなくちゃとか、とくにやりたくもないことをノルマにしても楽しくありません。

ただやりたいことを始めてみる。思ったほど楽しくなかったらべつのことに手を出してみる。五つも六つも試してみて、「これなら気楽に続けられそうだな」と思ったことを自由時間の中に組み込んでみる。たったそれだけのことで、身体の機能は維持できます。何より生活に張り合いが生まれます。

「まだまだ人生楽しめるぞ」という元気が出てくるのです。

第四講　脳の萎縮と脳の機能低下は相関しない

頭を使えば脳は萎縮しても機能は低下しない

今度は脳についてです。

高齢になって誰もが不安になるのは認知症でしょう。

70代で認知症が始まる人だっているのですから、筋肉や関節といった身体の機能より脳が心配だという人は多いと思います。

でも、ここでも特別なトレーニングは要りません。自由時間にやりたいことを楽しむだけで身体機能は維持されるように、脳も楽しみながらその機能を維持することはできるからです。脳というのは実はみんな委縮します。老化に伴って脳細胞が減ってくるのですから脳そのものの体積も減ります。萎縮することじたいは避けられないのです。

認知症にはさまざまな種類や原因がありますから、脳の萎縮がそのまま認知症につながるわけではありません。でも90代になれば半数以上の人に認知症の症状が現れること、脳が萎縮すればそれだけ機能低下も避けられないことを考えれば、老化が認知症の大きな原因になることは事実です。

ところが、脳の萎縮と実際の認知機能の低下は必ずしも一致しません。私は高齢者の脳のCTやMRI画像を毎年100枚以上診ていますが、知能レベルも高く話し方もしっかりしていて認知症とはとても思えないような人でも脳の萎縮がかなり進んでいたり、逆に認知症が進んで何もわからなくなってしまった人の脳が、それほど萎縮していないという例をいくつも見てきました。脳の萎縮と機能低下は相関しないということです。

筋肉でしたら、萎縮すれば筋力は衰えます。筋力が衰えれば、歩いたり持ち上げたりといった機能も低下します。

廃用性症候群という言葉はすでに出てきましたが、筋肉の萎縮は使われないことが原因でした。

ところが脳の萎縮は、老化による神経細胞の減少が原因ですから、どんなに頭を使う人でも避けられません。

脳は無数の神経細胞が集まってできていますが、少しずつ細胞は死んでいきます。わずかなパーセンテージでも80年、90年と生きてくると死んだ細胞の分だけ脳と頭蓋骨の間にすき間ができてきます。これが脳の萎縮です。

しかし脳の機能は細胞の数や容積に左右されるのではなく、神経細胞同士の間に張り巡らされた回路、無数のネットワークの働きによって維持されます。この回路が精密で丈夫なほど、脳の機能も高まります。

どうすればネットワークが強化されるのかといえば、頭を使うことです。覚える、考える、議論する、文章を書く、そういったインプット、アウトプットに関わるさまざまな作業を実行することで、神経細胞にネットワークが張り巡らされ、強化されていきます。

逆の言い方をすれば、どんなに神経細胞の数が多くても、それを結びつける回路がなかったり、あっても脆弱《ぜいじゃく》な場合は、脳の機能は高まらないということです。まだ脳の萎縮がない幼児より、萎縮が始まっている高齢者のほうがさまざまな機能、たとえば理解力とか判断力が優っているというのも、長い年月をかけた脳の鍛え方が違うからということになります。

脳は筋肉ではない

ここで前の講義（第三講）を思い出してください。

筋肉や関節のような身体的機能の低下を防ぐために、自由時間を楽しみましょうと提言しました。

簡単に言えば、楽しみながら身体を動かすことでした。

そうすることで、筋肉も使われますから衰えが防止されます。もう70代過ぎたら筋肉マンでなくてもいいのです。それを目指すことも不可能ではありませんが、かなり苦しいハード・トレーニングをノルマにしなければいけません。

でも日常生活の中で身体を動かし続けるだけで、いまの筋肉は維持できます。少なくとも歩くとか持ち上げるといった動作は維持できます。身体的な機能は維持できるのです。

脳も同じです。自由時間を楽しむ、ただそれだけです。

ただし脳の機能を高めるためには、知的な刺激がなければいけません。自由時間を楽しみながら知的な刺激も与える。こう書くと何やら小難しいことをやらなければいけないような気もしますが、要は楽しめばいいのです。

自分がやってみて楽しいこと、夢中になれることなら何だっていいと考えてください。たとえばただのおしゃべりでもいいです。くだらない話、昔の愉快な思い出話、これからやってみたいことや、死ぬまでにぜひ実現させたい計画、そういった話をもし、面白がって聞いてくれ、しかも相手も同じように楽しそうに話してくれるならおしゃべりは盛り上がります。

相手の話を聞き、自分の考えやアイディアを打ち明ける。会話というのはインプットとアウトプットがつねに同時進行ですから、脳にとってこれ以上の刺激はありません。そのときもし、脳のそれぞれの部位が活動していることを示す赤ランプでもあれば、たぶん脳の広範囲な場所で赤ランプが点滅するはずです。

映画好きな人なら、もう何十年も前の、10代や20代のころに熱中した映画を観るのもいいでしょう。古い映画はいま、アマゾンのようなものに有料会員登録さえすればかなりの作品を観ることができますし、レンタルのＤＶＤでもいいでしょう。

もうストーリーも細かいシーンも忘れていますから、観ればそれなりに新鮮な感動があります。かつて熱中した俳優たちはやはり魅力的ですし、思い出すこともたくさんあるはずです。

「そういえばあのころは場末の名画座をはしごをして一日過ごすときもあったな」

映画の内容を思い出すだけでなく、自分の青春時代を思い出して甘酸っぱい気分になるかもしれません。でも、そういうきっかけでもなければ、数十年前の自分や、身のまわりの出来事を思い出すことなんてありません。風景、食べ物、出会った人たちのこと、もしかすると完全に忘れていた記憶が蘇《よみがえ》ることだってあるかもしれません。五感で思い出すことだってあるでしょう。脳のそれこそありとあらゆる部分で赤ランプが点滅します。たっぷりと刺激を受けているシグナルですね。

脳が活動している証《あかし》ですからそれだけで十分です。

脳トレなんかして鍛えなくていいということです。難しい講義を聴いたり本を読んだりしても脳を鍛えることには実はなりません。たぶん退屈で赤ランプも点かないでしょう。脳は筋肉ではないのです。

理解できるかどうかよりワクワクするかどうか

筋肉でしたら、つらくても苦しくても、鍛えれば鍛えただけの効果があります。腕立て伏せは毎日10回やるより100回やったほうが腕の筋肉や腹筋がついてくるはずです。ところが脳は筋肉ではありませんから、たとえば難しい計算を頭が痛くなるほど繰り返しても、何の効果もありません。脳が膨らむこともなければパワーアップすることもありません。

そもそも退屈だったり、厭《いや》で厭でたまらないことなんか、脳は本気でやろうとしないのです。苦手な勉強と同じですね。英語が苦手な受験生は1時間の授業が長くて、どんなに必死で黒板の字をノートに書き写しても、教師の話を聞いても、さっぱり頭に入ってきません。ただただ眠くなるだけです。

ところが得意な科目となれば1時間はあっという間に過ぎます。歴史が好きな受験生なら教師の話を聞いていても、「その後はどうなるんだ」「どうしてそんなことが起きたんだ」と興味や疑問がわいてきます。教師がその興味や疑問に応えてくれれば授業内容はバッチリ頭に入るでしょう。もちろん眠くなんかなりません。

眠くなるだけの授業と夢中で聞いてしまう授業、どちらが脳を刺激しているかは言うまでもありません。この差は高齢になるほどはっきりしてくるのです。

脳をいちばんその気にさせるのは好奇心です。

「これからどうなるんだろう」「この先に何があるんだろう」「どんな味がするんだろう」そういった未知の世界への興味とか、憧れが脳を何より喜ばせます。喜ばせるというのは意欲を掻き立ててくれるということです。「やる気」になるのです。

当然、自分が好きな分野やテーマほど好奇心を掻き立てます。興味のないことや苦手なことには関心すら持ちません。脳を鍛えるにはどうすればいいのか、もう明確ですね。

自分がワクワクできること、好奇心を刺激してくれること、つまり楽しいと感じることをやればいいのです。ハードワークである必要もないし、ハイレベルである必要もありません。自由時間をいかに楽しみ尽くすか、それを考えるだけでも脳にはいい刺激になるでしょう。

第五講　頭を使う人のほうが元気で長生きする

長寿の専門医はいない

去年（２０２１年）、ノーベル物理学賞を受賞した眞鍋淑郎さんは90歳での受賞でした。テレビに流れた受賞のインタビューを観てもまだまだお元気で若々しい印象がありました。

それで気がついたのですが、私の印象として学者や作家のような創造的な頭の使い方をしている人が案外、皆さん長生きしているということです。たとえば聖路加国際病院の名誉院長を最後まで務めた医師の日野原重明先生は１０５歳で亡くなる直前まで仕事を続けていました。

作家の佐藤愛子さんは『九十歳。何がめでたい』を書いたあと、『九十八歳。戦いやまず日は暮れず』を上梓《じょうし》したように１００歳間近でいまだに執筆を続けています。瀬戸内寂聴さんも99歳で亡くなる直前まで旺盛に活動されていました。こういった人たちは、ただ長生きするというだけでなく、１００歳前後まで現役で創作や講演活動を続けているのですから、脳もしっかりしていることになります。

もちろん身体も元気だということになりますが、肉体的な老いはどんな人でも避けられません。その老いを補って余りあるエネルギーを脳は保ち続けていることになります。医学で肉体的な老化を防ぐことはできません。どんな総合病院にも老化を防ぐ専門外来はないのです。

だとすれば、私たちは医者の言うことをきくより実際に長生きしている人を見習い、その人たちの生き方や暮らし方を真似したほうがいいことになります。

そこで思い出して頂きたいのは、スポーツマンより学者や芸術家のようなクリエイティブな仕事をしている人に長寿者が多いということです。

単純に考えると、若いころから身体を鍛えて筋肉も十分に備わり、丈夫で病気知らずの人ほど長生きしそうですが、現実にはとくにスポーツや肉体労働にも縁がないまま頭を使い続けた人が長生きしているというのはどう理解すればいいのでしょうか。

肉体的な老化はよほどのトレーニングを実行し続けない限り、避けられません。

けれども知的な活動はいくつになっても続けることができます。

それによって脳の機能が衰えなければ、いろいろな好奇心や楽しみを見つけることができます。

　すると、好奇心を満たすためにも身体を動かすことになります。老いが加速するフェーズに入っても、活動的に生活できて老いを食い止めることができるのです。

「私にはまだまだやりたいことがある」

　たぶん瀬戸内寂聴さんもそんな気持ちで亡くなる直前までご自身の意欲を奮い起こしていたのだと思います。訪ねてくる人と会い、ご自身もあちこち歩き回っていました。そういった活動もすべて、身体の老化を食い止めてくれます。もちろん、寂聴さんのステーキ好きはよく知られていました。栄養素やエネルギーの補給も十分だったことになります。

第六講　歳を取るほどいろいろなことが億劫になってくる

「その気になれない」はいくつになっても最大の壁

好奇心や自分にとって楽しいことが脳を刺激するとわかってしまえば、あとは簡単な気がします。

ところが、ここからが難しいのです。好奇心のままに動けるのは子どものように無邪気で元気な時期だけです。高齢になってくると、どうしても腰が重くなります。体力が落ちて疲れやすいというのもありますが、それ以前に気持ちが上向いてこなくなります。「そのうち」とか「気が向いたら」というブレーキがかかってしまいます。「いまはその気になれない」と言い訳が出てしまいます。老いは意欲を低下させるのです。

この意欲の低下も老いの大きな特徴になります。

たとえば定年前はあれこれやってみたいことが頭の中にはあります。「時間ができたらずっと我慢していたことができるんだな」と想像すると嬉しくなります。

ところがいざ仕事を引退して半年ほど骨休めのつもりでのんびりしてしまうと、「さあ、やろう」という意欲がわいてきません。思い浮かぶことはあっても、「そのうち」とか「時間はあるんだから慌てなくていいだろう」と先延ばしにしてしまい、結局ウヤムヤになってしまうのです。これも老いの怖さです。どんなに身体は元気でも、意欲が衰えてしまえばその身体を動かすことも億劫になりますから老いはどんどん加速されます。

なぜ老いは意欲を低下させるのでしょうか。

そのいちばんの原因は感情が老化することです。

いわゆるワクワクするとかドキドキするといった高揚感がなくなってくると、「さあ、やろう」という意欲も薄れてきます。外部からの刺激に気持ちが反応しなくなるのですから、好奇心も生まれてきません。

ではなぜ感情が老化するのでしょうか？

じつはこれも脳と関係があります。

前頭葉は楽しさ優先の脳

老いれば脳も萎縮することはすでに話しましたが、脳全体が均等に萎縮するわけではありません。前頭葉と呼ばれる、ちょうど額（前頭部）に包まれた部分から萎縮が始まっていきます。前頭葉は人間だけに特別に発達した脳の部位ですが、ここは感情や創造性といった、ある意味ではいちばん人間らしい分野を受け持っています。この「創造性」というのも大事なポイントになりますので記憶に留めておいてください。

ところで前頭葉の萎縮はかなり早い時期から始まることがわかっています。40代とか50代のころからＣＴやＭＲＩ画像でわかるようになりますから、感情の老化や意欲の低下というのは中年世代にとっても他人事ではありません。いわゆる中年期の意欲減退や高揚感の消失というのも、この前頭葉の萎縮が原因となっていることが多いのです。

でも、脳の萎縮は機能低下とは相関しないのでした。

前頭葉も同じで、刺激を与えることで機能低下を防ぐことができます。

前頭葉が好きなのはドキドキすることです。

①初めての体験
②ワクワクするような楽しいこと

このふたつがポイントになります。

逆に言えば、いつもと同じような行動や、最初から結果のわかっているようなことには前頭葉も刺激されません。マンネリは最大の敵なのです。

よく定年を迎えて時間ができたら旅行に出たいと考えます。そういうときでも、何度か訪ねたことのある観光地より、いままでまったく考えもしなかった街や地域を選んだほうがドキドキ感は高まります。「京都が好きだから京都ゆっくり回ろう」と計画するより、まったく訪ねたことのないアジアの街を個人パックのツアーでもいいから目的地に選んだほうがいいのです。食べ慣れた好物の料理より、聞いたこともなくて味もまったく予測できない料理を食べてみたほうがいいのです。

あるいは運動神経に自信がなくてスポーツは誘われても断ってきた人が、「この際だからやってみるか」とテニスに挑戦したり、音痴で笑われるからと避けてきたカラオケに繰り出してみるのもいいでしょう。

たとえ失敗して笑われたとしても、そこで感情が高揚すれば思いがけなくも楽しめたりします。それだけでも気分はグンと高まってきます。前頭葉が大いに刺激を受けたことになります。

人と会って話すだけで感情は高揚する

感情の老化が意欲を低下させてしまえば、初めての体験や楽しいことでも「その気になれない」で遠ざけてしまいます。これではいつまで経っても前頭葉を刺激する習慣が生まれません。

そこでもっと簡単で、習慣化しやすい行動からスタートさせてみましょう。

前頭葉の萎縮を挙げましたが、感情の老化にはほかにもふたつの原因があります。

男性ホルモン（テストステロン）の減少とセロトニンの減少です。セロトニンは脳内にあって幸福感を生み出す物質と言われていますが、不足するとうつ病を引き起こすことでも知られています。

男性の場合は老化によって男性ホルモンが減少しますから、いちばんわかりやすい特徴として社交性がなくなります。大勢の人が集まるような場所や、初対面の人に会うのが億劫になってきます。他人との出会いに興味や関心を持たなくなるのです。付け足せば、「恋をしたい」といった恋愛願望も消えてしまいます。

ところが女性は閉経期を迎えるころから逆に男性ホルモンの分泌が増えてきます。女性のほうが60歳を過ぎてどんどん社交的になったり、積極的に人と会おうとするのもそういう理由があるのです。

「人と会う」というのは、前頭葉を刺激するいちばん簡単で効果的な行動です。

いままでを思い出してみましょう。

誰かと会って話しただけで「元気が出た」「気持ちが切り替わった」「悩みや不安が消えてしまった」……といった経験はないでしょうか。

「ずっと落ち込んでいたけど、あいつと久しぶりに会って話したら元気が出てきたな」

「べつに悩みを相談したわけじゃないけど、バカ話しているだけで気分が明るくなってきた」

そういう経験はきっとあなたにもあると思います。

「なんだ、こんなことなら閉じこもってウジウジしてないでバカ話してれば良かった」

人と話すというのは、第四講でも触れましたがインプットとアウトプットを同時進行させることで脳全体を刺激します。愉快な会話になれば笑いが生まれるし、議論になれば感情も昂《たかぶ》ります。

外に出て日の光を浴びる、焼き肉でも食べる

それだけではありません。会って話すためには出かけなければいけません。

ただ顔を突き合わせるのでなく、「メシでも食べよう」ということになります。お酒が好きな人同士なら、あれこれ料理も楽しむでしょう。

男同士のメシといえば、若くて元気なころはよく「焼き肉でもどうだ」となりました。向かい合ってジューと肉を焼きながらビールを飲みます。それだけでも他愛のない会話が弾み、笑いが生まれ、元気が出てきます。

いまのあなたはどうでしょうか。

もし意欲の低下に気がついているようでしたら、まず会いたい人に会ってみることから始めてみてください。古い友人でもいいし、かつての気の合う同僚でもいいです。とにかく「会いたいな」とか「どうしているかな」と思い出す相手です。

連絡して約束すればそれでおしまいです。

天気のいい日に、少しぐらい遠出になっても昼めしでも食べながらおしゃべりするのもいいでしょう。

日の光を浴びて屋上やテラスで一緒に食事しながら向き合えば、話題はいくらでも出てきます。

日光はセロトニンを増やします。焼き肉のような肉料理もセロトニンを増やし、さらには男性ホルモンを増やすこともわかっています。感情の若返りに効果があるのです。

1時間も愉快な時間を過ごせば、「さあ、いつまでもゴロゴロしてないで動き出すかな」という意欲が沸き起こってくるはずです。

「そんな簡単にいくのか」と思うかもしれませんが、感情は理屈ではありません。気分の高揚というのはいつもほんの小さなきっかけで生まれます。たとえ一瞬でも感情が若返れば、前頭葉は元気になってそこから意欲が生まれます。その意欲を、動き始めることで膨らませていきましょう。

第七講　暴走老人は老化現象か

キレやすくなるのはいつごろからだろう

コンビニのレジで「遅い」と店員を怒鳴ったり、レストランや酒場で接客に不満があると「なんだその態度は」とキレてしまうのが暴走老人ですが、キレやすいのは何も老人だけではありません。

会社勤めをしていたころにもキレやすい上司がいました。上には従順でも部下にはすぐ当たり散らす上司もいました。

そういった上司に共通するのは、ふだんから不機嫌で無表情なタイプが多いということです。あまり感情を表に出しません。何を考えているのかわからないだけでなく、表情を読み取りにくいところがありました。休暇届を出すのに、タイミングがなかなか掴めなくて苦心します。

キレやすいタイプにはふだんから感情が表に出にくいという共通点がありそうです。感情発散がうまくできなくて、どうしても溜め込んでしまうのです。嬉しいときには笑顔を浮かべて笑うときには大きな声で笑い、腹を立てれば怒鳴り散らしてもすぐに収まるような、喜怒哀楽がはっきりしているタイプは向き合うほうもわかりやすくて安心です。機嫌よさそうにしていれば「休暇届を出すならいまだ」と判断できます。無表情は困るのです。

暴走老人はどうでしょうか。

こちらにも、どちらかといえば無表情のイメージがあります。ふだんからやはり不機嫌です。喜怒哀楽のはっきりしている老人なら、たとえ怒ったとしても一瞬のことで、「まあ、混んでるからしょうがないけど」とレジの係の人に気を遣います。怒りを爆発させてエスカレートさせる暴走までは至らないのです。

感情のコントロールというのは、年齢にかかわらず決して簡単なことではありません。とくに怒りはいちばん強い感情ですからコントロールも難しいのです。中年世代でもなかなかうまくいかない人がいるのも当然ですが、その原因の一つに日ごろから感情発散ができていないというのがあります。とくに怒りは溜め込まないほうがいいということです。

前頭葉は感情をコントロールする脳

脳の老化は前頭葉から始まるという話をしました。

早い人では中年期から前頭葉の萎縮がはっきりとわかります。カッとしやすいタイプの人は、じつは前頭葉の機能低下が原因かもしれません。

前頭葉の機能が低下すると、まず感情の老化が表れます。若い世代ほどよく笑い、よく泣いたりしますが、中年を過ぎるころからそういった豊かな感情表現が消えてしまい、何となくいつもムッツリしていて表情の変化が乏しくなります。

そして感情の老化は感情コントロールも難しくします。

あらゆる感情の中でいちばん強くてコントロールが難しいのは怒りです。喜びや悲しみは「泣いたカラス」と同じですぐに消えますが、怒りはパワフルで、いちど爆発してしまうとなかなか収まりません。

少し脳の説明を加えますと、人間の脳は簡単に言えば2重の層になっています。深いところに大脳辺縁系と呼ばれる部分があり、その上を大脳新皮質が包み込んでいます。

感情はこの深い場所にある辺縁系から生まれます。

辺縁系は動物の脳とも呼ばれますが、感情や本能（生存本能、食欲とか性欲）を生み出す脳で、これは動物にも共通します。生きるためには欠かせない脳です。たとえば恐怖という感情はどんな動物にもあります。恐怖感が生まれるから動物は危険を察知すると身を守る行動を取ることができます。しかも素早くです。

人間も同じで、身の危険を感じたときにとっさに逃げ出します。ここであれこれ考えてしまう（判断したり分析したりする）より、とにかく逃げたほうが命を守れます。

辺縁系を覆っている新皮質は哺乳類のような高等動物に発達した脳です。もちろん人間の脳はあらゆる動物の中でいちばん巨大な新皮質を備えています。新皮質は人間の思考や知的な活動に関わるすべての機能を備えています。話す、読む、書く、計算する、思考する……その他一切の知的な活動です。

新皮質の中でもとくに発達しているのが前頭葉ですが、ここはすでに説明しましたようにとりわけ人間らしい脳になってきます。たとえば意欲や意志、想像力や創造性といった分野ですが、簡単にいえば巨大な大脳新皮質をコントロールしている脳ということになります。オーケストラにたとえれば、新皮質のさまざまな部位に備わった機能が各楽器です。それを統一し、コントロールする指揮者が前頭葉ということになります。

そして前頭葉は、感情コントロールの役割も受け持っています。下部の脳、辺縁系から突きあげてくるさまざまな感情を、理性でコントロールする役割です。怒りの感情はそれをただ爆発させるだけなら弊害を生み出しますが、怒りそのものは動物にも人間にも必要です。ときに怒りが私たちにパワーを与えてくれることもあるし、現状改革のエネルギーを生み出すこともあるからです。

柔軟な思考力が失われると怒りのコントロールができなくなる

老化の話に戻しましょう。

といっても、ここまでの説明で暴走老人の正体も原因もほぼおわかりいただけたと思います。

暴走老人に限らず、老化現象のひとつに「頑固になる」とか「怒りっぽくなる」というのがあります。その原因も前頭葉の萎縮による感情コントロール力の低下と、前頭葉機能の低下で感情の切り替えがきかないということのふたつになってきます。

でも、ここまで読んでくださったみなさんには恐れるほどのこともありません。

前頭葉の老化防止について学び、意欲の高め方についても学んでいます。

一番最初の講義から、自由時間を楽しみ尽くそうと何度も述べてきました。老後の人生、目的は毎日を楽しみ尽くすこと、それだけです。

自分の楽しみな時間が一日の中に散らばっていれば、感情発散は十分に行われていきます。不満や不機嫌を溜め込むことはありません。

人と会って話す、おしゃべりして楽しい時間を過ごすというのは、相手の話に共感したり自分の気持ちや考えを素直に伝えることが必要です。

「なるほど、そういう見方もあるか」とか「言われてみればその通りだな」といった経験は、柔軟な思考法を自然に育てていきます。初めての経験やドキドキ、ハラハラする世界を楽しむというのも、食わず嫌いを遠ざけ、「この歳になっても知らない世界ってまだまだあるんだな」という気持ちにさせてくれるでしょう。

すべて、頭を柔らかくしてくれる体験です。前頭葉を刺激して活性化してくれます。

高齢になるとどうしても「結果はもうわかっている」とか「こうでなければいけない」「こうなるはずだ」といったいままでの人生経験から導かれる答えや予測を正しいと思い込む傾向が強くなります。いわゆる「かくあるべし思考」ですが、この思考法に捕まってしまうと苦しい老い方を強いられますので、少し脱線しますがその話もしてみましょう。

第八講　大らかな老人と気難しい老人

しっかりしている老人は気が休まらない

長く会社勤めをしてきたり、組織の中で仕事をしてくると、そこで身についた生き方や考え方が定年後も染みついていて、意識しないうちに「かくあるべし思考」に陥ってしまうことがあります。

たとえば「周囲に迷惑をかけてはいけない」とか「その日の予定はその日に終わらせる」といった程度の考え方でも、ふだんの暮らしの中に染み込んでしまいます。もう仕事もなく、これといった役割やノルマもないのに、自分を律してしまうのです。

高齢になっても自分を律することができるというのは、とても素晴らしいことです。日がな一日、ぐーたら過ごす老人に比べれば、しっかりしているし元気に見えます。家族だって安心するはずです。身のまわりのことはきちんとやってくれて、約束したことや頼まれたことも忘れずに実行してくれます。

でも「かくあるべし思考」の弊害はさまざまな場面で出てきます。「今日はちょっと疲れたからのんびりしたいな」と思っても、「約束したことは実行しなければいけない」

とか「だらしなく暮らしてはいけない」と考えてしまいます。

他人に対する要求水準も厳しくなりがちです。「ものを粗末に扱ってはいけない」とか「無駄遣いはいけない」と考えると家族の一挙一動にもカチンと来たり不満を持ったりします。しっかりしている老人かもしれませんが、本人も周囲も気の休まるヒマがないのです。

そういう老人が、穏やかに老いていくことができるかどうか、これはちょっと疑問です。

もの忘れがひどくなってくれば自分に苛立《いらだ》つようになります。身体が思うように動かなくなれば、「こんなこともできなくなったのか」とやはり自分に苛立つでしょう。日常生活の中でうまくできないことが増えてくればどうしても不機嫌の種が増えてしまいます。自分が思い込んでいる「かくあるべし」という日常からズレていくことに焦りや不安を感じてしまうからです。

自分の老いを笑える老人はいつも朗らか

老いても幸せそうな高齢者を思い出してください。

耳が遠くなっていることを、「悪口が聴こえなくなった」と笑い飛ばします。

もの忘れがひどくなっていても「都合の悪いことは『忘れた』で済むからありがたいよ」と苦にしません。老いに逆らうことなく、大らかに受け入れています。ときには老いを笑って楽しんでいることさえあります。

そういう老いを大らかに受け入れる人たちには「かくあるべし思考」なんかありません。

やろうと思っていたことが終わらなくても、「まあ、これだけやればいいだろう」と満足します。1時間でできたことが半日かかっても「このペースでいいよね」と納得します。

とにかく自分に甘いのです。

「かくあるべき思考」から抜け出すいちばん簡単な方法は、完ぺきを目指さないということです。完ぺきや完全を目指すから妥協が許されない気持ちになってしまいます。でも老いるということは、体力でも気力でも記憶力でも衰えてくるということです。決して怠けているわけでもないし、とぼけているわけでもありません。老いを大らかな気持ちで受け入れるつもりになれば、すべて「仕方がない」と割り切ることができます。するとと気持ちが楽になります。

周囲に対しても、カリカリしないで穏やかな気持ちで向き合うことができます。自分がうまくできないのに、相手に完全を要求することはできません。若いお母さんなら忘れ物ばかりする子どもに「何回言ったらわかるの」と叱りますが、老人は「いいんだよ、私なんかいつもだから」と慰めるようなことです。

そういうおじいちゃん、おばあちゃんはやっぱり機嫌がよくて朗らかなのです。「かくあるべき思考」をつくる完全主義は、誰よりも本人を苦しめます。自分を責めてばかりいるからです。いまから少しずつ抜け出して、半分できれば良しとする「だいたい主義」に切り替えていってください。「いい加減」や「ちゃらんぽらん」を受け入れてしまうようなことです。老いを自覚し始めた年代には、大切な心がけになってきます。

いちばんまずいのがオールオアナッシング

「かくあるべき思考」でも、完ぺきを期して頑張ることが老化予防につながると思う人がいるかもしれません。

「老いを受け入れて楽ばかりしていたら、余計に老化が進んでしまう」と考える人です。

でも完全主義には落とし穴があります。

それは「不完全ならやらないほうがマシ」と考えてしまうことです。

もう以前のようにはうまくできない、やっても時間ばかりかかって一日が無駄になる、それならいっそのことやらないほうがいい、そう考えていろいろなことをやめてしまえばどうなるでしょうか。

老いが一気に加速します。実際、こういう例は案外多くて、たとえば山歩きが好きな男性が、70代になって「もう若い人についていけない」とか「高い山には登れなくなった」という理由でピタリとやめてしまうことがあります。「自分はこうでなければいけない」という「かくあるべき思考」が邪魔をしたのです。

そうなってしまうと、体力も一気に低下します。気持ちも落ち込みますからどんどん老け込んでしまいます。強そうに見えても完ぺき主義には脆《もろ》さが同居しているのです。

そういうときでも「だいたい主義」ならしぶといです。

「無理しないで登れる山をのんびり歩こう」とか、「高齢者の登山サークルを探してみるかな」と気持ちを切り替えることができます。「頂上だけが山じゃないんだから、カメラを持って花の写真でも撮ろうかな」と目標を切り替えることもできます。諦めないで体力を維持することができるのです。

どんなことでもそうです。「うまくできなくてもいい」とか「昔のように1時間で終わらなくてもいい」と考えれば、やりたいことを諦めないで続けることができます。結果としてそのほうが老化を遅らせることができるし、高齢になっても自分が好きなことを楽しめます。朗らかで機嫌のいい老人でいられるということです。

第九講　歳を取るほど薬の害がひどくなる

不調を治すのが薬、飲んで不調になるなら止めるしかない

医者は薬を処方しますが、それを飲むのは患者です。

したがって、その薬を飲み続けることで何らかの不調を感じたら、そのことをはっきりと言わなければいけません。言わない限り、医者は薬を出し続け、患者は不調に苦しみ続けることになるからです。

「フラフラする」「眠くなる」「頭がボーッとする」どんなことでもいいです。

それをはっきりと訴えて、まさか「気にしなくていいです」とか「我慢しなさい」という医者はいないと思いますが、無反応な医者はときどきいます。患者の訴えに取り合わず、結局、いつもと同じ薬を同じ量だけ出します。

もしそういう医者にいま診てもらっているのでしたら、医者を替えてください。

でも医者が処方する薬を「仕方ない」と思って諦めて飲んでいる人はいないでしょうか。

「これを飲むと頭がボーッとするんだけど、薬だから仕方ないのかな」

どんな薬にも副作用があることは知っています。ある程度の不調は薬の功罪の罪の部分で、功もそれなりにあるんだからと受け止める人です。「実際に血圧が下がっているんだから我慢すればいいのかな」と考えてしまいます。これはとんでもない考え方です。なぜ薬を飲むのかといえば、不調を治すためです。いくら血圧の数値が下がったとしても飲めば調子が悪くなる薬なら意味がありません。そうなるくらいなら、血圧が高くても調子がいい状態に戻ったほうがじつは身体のためです。薬は飲まないほうがいいのです。

高齢になるほど放っておけば薬の量が増えてしまう

血圧や血糖値が高めというだけで薬を出されますから、50代後半ぐらいから何らかの薬を毎朝、飲む人が出てきます。高齢になるにつれて検診で引っかかる項目が増え、実際に糖尿病や心血管系の病気にかかる人も増えてきますから、薬の種類も量も次第に増えてきます。そのままいけば80代90代になったころにはどうなるのか、慢性的な不調はすべて歳のせい、病気のせいと思い込んでいるかもしれませんが、じつは薬のせいかもしれないのです。

そろそろ薬に対する考え方を根本的に見直したほうがいいでしょう。

飲まなくていい薬は飲まない。

飲んでも飲まなくてもいいような薬も飲まない。

飲んだほうがいい薬を必要なぶんだけ飲む。

この3つを守るためにはまず、医者とは堂々と付き合ってください。薬で調子が悪くなるときははっきり説明して「減らしたい」「飲みたくない」と申し出ましょう。医者の私が言うのも何ですが、自分の専門領域しか眼中にない医者ほど、とりあえず病気の原因となる検査項目の数値、血圧や血糖値を下げようとします。予防や悪化させないためですからこれは仕方ありません。

でも、心血管系の病気でも糖尿病のような基礎疾患でも、こういった項目の数値を下げるのが治療の第一歩と見なされますからどの医者も同じような薬を処方します。三つも四つもクリニックに通っていたらたまったものではありません。しかも二か月分くらいどさっと出します。

そこで、せめて薬局をひとつにしましょう。医者が処方した薬をクリニックに近い薬局から出されるままに持ち帰るのでなく、できれば自宅に近い薬局を選んでお薬手帳も一冊にまとめ、薬剤師に話して用途がダブっている薬を取り除いてもらいます。

意外に知られていないのですが、薬を取り巻く状況はだいぶ変わってきました。薬局の役割が大きくなってきます。「薬剤管理」などの名目で個人の薬剤情報の一元管理を目指しています。多剤処方や重複投薬を防止する方向に進んでいるのです。

医者が処方する薬を「仕方ない」と諦めてそのまま飲むのでなく、ぜひかかりつけの薬局を作って無用な薬は飲まないようにしてください。薬のことだけなら医者より薬剤師のほうが精通しています。もちろん理想を言えば、薬への不満をしっかりと受け止めてくれる医者と出会うことです。「調子悪くなります」と訴えたときに、「少し減らしてみましょう」と臨機応変に対応してくれるかかりつけ医を見つけることでしょう。いちばんいいのは、話しやすくて会うと気持ちが楽になる医者、つまり相性のいい医者を探すことです。我慢してまで気に入らない医者と付き合う必要はありません。

そのためにも、薬を飲んで不調になるときにはそのことをはっきりと医者に申し出てください。そこがスタートです。

薬で数値を下げると生活の質まで下がってしまう、ちょっと高めが元気

ほとんどの薬は血圧、血糖値、コレステロール値などの数値を下げるためのものです。

では、そういう数値を下げれば老いても元気に暮らしていけるのでしょうか。そもそもなぜ数値を下げようとするのかといえば、正常値とされる数値より高いからです。平均値を挟んで大半の人を正常とし、高過ぎたり低過ぎたりする人を異常とする統計的なものです。でも人それぞれの体質や環境があります。少しぐらい高めでも毎日元気で、自分でも体調がいいと感じている人もいれば、正常値でも病気になったり不調を感じる人もいます。

たしかに脳梗塞や心筋梗塞のような病気の予防には、先に挙げた3つの項目の数値は高いより正常であったほうがいいでしょう。

でも薬を使ってまで下げる必要があるのかどうか、とくに高齢者の場合は疑問です。私にも経験があるのですが、血圧や血糖値を薬で下げるとボーッとしたりだるくなったりすることがあります。コレステロール値を下げる薬は男性ホルモンを抑えますから活力のないしょぼくれた老人になってしまいます。コレステロールは免疫細胞の材料でもありますから免疫機能も低下します。

それだけではありません。薬だけでなく食事にもつい気を遣うようになります。しょっぱいものとか味の濃いものを避け、肉料理のような脂っこいものも避けてしまいます。何だか食べる楽しみが薄れてしまいます。

その結果、数値がどんなに正常に近づいてもこれといって楽しみもなく、しかもボーッとしたり元気の出ない生活を送ることになってしまいます。これでは老いがどんどん加速されるでしょう。ただ数値を下げるためだけに薬を飲んでも、ＱＯＬ（生活の質）までが下がってしまったら意味がありません。

むしろ血圧や血糖値、コレステロール値はちょっと高めぐらいのほうが高齢者の活力を維持してくれます。本人がそれで元気なら何も問題はないというのが私の考えです。

第十講　免許は返納しなくていい

高齢者講習は返納を促す制度なのか

70歳を過ぎると、運転免許の更新のたびに高齢者講習を受けなければいけません。74歳までの前期高齢者で普通自動車免許所持の方は実車ありの2時間の講習ですが、75歳を過ぎた後期高齢者になると、この講習にくわえ、運転技能検査と認知機能検査が必要になります。認知機能検査ではっきりと認知機能の低下が認められれば医師の診断書の提出や臨時適性検査を義務付けられ、そこでもし認知症と判断されれば本人がいくら希望しても免許は取り消しあるいは停止となります。

ところが現状はどうかといえば、まず高齢者講習は居住地に近い自動車教習所か試験場で受けることになります。膨大な層をなす団塊世代が該当しますから、この予約がなかなか取れません。後期高齢者に義務付けられている認知機能検査も予約制ですが、これもなかなか取れません。コロナのせいもあって予約人数を制限している教習所もかなり多いといいます。高齢者にとって免許更新のハードルはだんだん高くなっているのです。

「何だか面倒くさくなってきたな」ついそんな気持ちになってしまう人もいるでしょう。「あちこちの教習所に電話してもなかなか都合の合う日の予約が取れない。最近はたまにしか運転しないんだから、免許なんかなければないでやっていけるかな」

ふとそう考えてしまいます。

しかも講習通知書の裏面には免許返納の手続きの説明が印刷されてあります。

「そうか、身分証明書代わりの『運転経歴証明書』というのがあるのか」

あれこれ迷ってしまい、家族に「返納したほうが安心だよ」と言われると、つい弱気になってしまうかもしれません。

でも、都会暮らしでふだん運転することがないとしても、ここで弱気になってはいけません。ふと車で長い旅行に出たくなったり、旅行先でレンタカーを借りたりすることもあるからです。自由な時間を楽しみ尽くすというのが、これからの人生のテーマでした。そのためにも、移動手段の選択肢を減らしてはいけません。

まして地方に住んでいて、週に一度の買い物や通院に車を使っているような人は、免許返納をしてはいけません。不便になるだけでなく、生活の自由度が大きく低下して、老いを一気に加速させる可能性があるからです。

ブレーキとアクセルの踏み間違いはほんとうに認知症が原因なのか

高齢者の運転は危険だというイメージがあります。暴走して事故を起こすたびにマスコミに大きく報道されます。高速道路での逆走、交差点や駐車場でのブレーキとアクセルの踏み間違いなど、たしかに不自然で認知症が原因だと思われてしまいます。

でも私は、こういった普段はしないような不自然な事故の原因のほとんどが薬による意識障害ではないかと考えています。というのは、こういう事故を起こした人のほとんどは普段は暴走や逆走をしていないからです。いっぽう、高齢になると複数の薬を常用している人が多く、代謝も落ちていますから副作用が出やすくなっているのです。低血圧や低血糖、低ナトリウム血症などになると意識障害も起こしやすくなります。

事故を起こしたドライバーがそのときの状況を「よく覚えていない」と言うことがありますが、これも認知症より意識障害を疑っていい証言でしょう。

そもそも、高齢になれば事故を起こす確率が高くなるというデータなどありません。警察庁交通局が発表する交通事故状況（平成30年版）によれば、原付以上の免許を持っている人口10万人当たりの年齢層別事故件数でいちばん多いのは16歳から19歳の年齢層でおよそ１５００件、次いで20歳から24歳が８７６件です。25歳から29歳でも６２４件です。高齢者はといえば、70代で５００件前後、80代前半でも６０４件です。その他の年齢層の30代から60代が概ね４５０件前後ですから高齢者が特別、事故率が高いとは言えません。

さすがに85歳以上となると６４５件と増加しますが、この数字だって24歳以下の若年層よりは低いのです。本気で事故を減らそうと考えるなら、高齢者より若年層に講習でも受けさせたほうが効果的でしょう。

ブレーキとアクセルの踏み間違いは慌てたりうっかりしたときには若い人でもありえます。事実、ペダルの踏み間違いが原因の事故はどの年代でも起きていて、しかもすべての事故に占める割合は１％程度です。つまり高齢者に免許返納を求めるのは根拠がないのです。

周囲には「たかが運転」、高齢者には「されど運転」

そしていちばん見逃してならないのは、免許を返納することで高齢者が要介護になるリスクが高まるということです。筑波大などの研究チームは、運転をやめた高齢者は運転を続けた高齢者に比べて6年後には要介護と認定される人が約2・2倍になるという調査結果をまとめています。言うまでもなく、運転ができなくなることで家に閉じこもりがちの生活になり、運動機能も脳機能も衰えてしまったからです。自発的な免許返納は良識的な判断のように思われがちですが、実際には老いを加速させ、生きる楽しみを高齢者から奪ってしまうことにしかならないのです。

たかが運転ぐらいでと思うかもしれませんが、それくらい高齢者は危ういバランスを保ちながら生活しています。

運転をやめることで外出の機会が減り、人と会ったり話したりすることも減ると、活動量もどんどん減ってしまいます。とくに外出の手段が限られる地方に暮らす高齢者ほど、車の運転をやめてはいけません。たったそれだけのことでも、維持できるさまざまな機能や楽しみや意欲があります。免許返納は、それをすべて自分から手放すことになりかねないのです。

第十一講　認知症を正しく理解すれば不安は小さくなります

認知症は老化現象の一つで病気ではない

「認知症にだけはなりたくない」と考えている人は多いと思います。

「歳を取るのも身体が弱ってくるのも仕方ない。でも認知症になって何もできなくなるのだけは厭だ」

「家族にも迷惑をかけるし誰からも相手にされなくなる。晩年が認知症じゃ、幸せな人生とは思えない」

そういう不安に捕まってしまうと、ますます高齢になっていくことへの心細さが膨らんでくるでしょう。

そこでまず、持たなくていい不安に振り回されないためにも、認知症についての正しい知識をいまのうちにしっかりと身につけておきましょう。ポイントはふたつです。

①認知症は老化現象の一つである
②老化だからゆっくり進み、個人差も大きい

認知症を恐れる人は徘徊《はいかい》したり妄想がひどくなって暴れるような高齢者を想像してしまいます。あるいは何もわからなくなって身のまわりのこともできないような状態です。「ああいうふうになったらおしまいだな」と思えば、どんなによぼよぼになっても認知症にだけはなりたくないと考えてしまいます。

でも認知症は病気ではないとするのが私の考え方です。症状は現れるけど、あくまで老化現象のひとつであって、高齢になれば筋肉が落ちて足腰が弱るとか、視力や聴力が衰えるのと同じです。病気なら薬で改善したり進行を止めることもできますが、老化現象となれば薬では治せません。

徘徊や妄想は認知症の周辺症状と呼ばれます。認知症になれば全員に徘徊や妄想が現れるのでなく、まったく現れない人もいれば現れてもすぐに収まる人もいます。置かれている環境や周囲の接し方、あるいは本人の受け止め方によっても違ってくるのです。

そのかわり老化現象ですから、高齢になればほとんどの人が認知症になります。ざっくばらんに言ってしまうと、テストをすると、80代後半でおよそ4割、90歳を超えると

6割の人は認知症と診断されてしまいます。

私は高齢者専門の病院に長く勤務して数多くの解剖結果を見てきましたが、85歳以上の高齢者で脳にアルツハイマー型認知症の変性（神経原線維変化や老人斑）がない人はいませんでした。つまり老化現象として脳の変性は避けられません。あとは症状が現れるか、現れないかの違いだけです。

「いずれはボケるとしても、85歳までは逃げ切りたいものだな」

逃げ切りましょう。ボケても少しぐらいなら自分で気がつかないときもありますから、90代でもニコニコしていれば周囲は気がつきません。「覚えてないの」と言われたら「認知症かな？」ととぼけ、覚えていることは「わかった、わかった」と言われるまで説明してあげましょう。結局、認知症なのか正常なのかウヤムヤのままに逃げ切ることができます。

「なったらどうしよう」という不安が認知症の大敵

たとえ認知症の症状が現れたとしても、いきなり家族の顔もわからなくなるようなことはありません。よく「キャッシュカードも使えなくなる」と心配する人がいますが、暗証番号を忘れるようなことはかなり症状が進んだ状態でなければ起こりません。

もちろんもの忘れは認知症の初期のころでも起こります。

同時にもの忘れは誰にでもあります。

認知症のテストで最初に「桜、電車、鉛筆」とか3つの言葉を言われて「あとで質問しますから答えてください」というのがありますね。その後いろいろ質問されて、しばらく経ってから「3つの言葉は何でしたか」と聞かれれば「えーと」と答えたきり考え込む経験はたいていの人にあるはずです。ひとつは思い出せても残りが出てこないなんてザラにあることです。

それで日常生活に不便を感じたり支障があるかと言えばとくにありません。「さっき何か頼まれたけど何だっけ？」と思ったら「もう一回言ってくれ」で済むのです。

学者や弁護士のような知的な職業に就いている人でも、じつは認知症だったということがあります。自分の専門領域のことや過去から積み重ねて学習してきたことは忘れないからです。政治家でも認知症だったと後でわかったケースがあります。たとえばロナルド・レーガン元アメリカ大統領は退任して5年後に自らのアルツハイマー病を告白しましたが、そのときのとんちんかんな症状を見る限り、大統領在任中にすでに記憶障害くらいは発症していたと思われます。初期のころならアルツハイマー病でも大統領が務まるのです。「記憶にございません」を連発する日本の政治家だって、あとで認知症がわかって「ああ、やっぱり」ということになるかもしれません。

つまり認知症というのは、初期のころならそれがただのもの忘れなのか記憶障害の症状なのか、本人も周囲も判別できない程度の軽い症状に過ぎず、しかもそういう状態が長く続きながらゆっくりと進行していくものだと受け止めてください。恐れたり慌てることはありません。

むしろ「認知症だったらどうしよう」と不安になって、思い出せないことや忘れてしまうことだけを気にしていると、前頭葉の老化が加速されたり不安に包まれて感情の老化も進んでしまいます。

最悪、気持ちが落ち込んでうつ状態になりかねません。後述しますが、高齢になると認知症よりうつ病のほうが怖いのです。

老いればだれでもボケる、ボケを飼い慣らしながら老いていこう

「やはりおかしい」と自分でも不安になったり、家族にも勧められて医者に診てもらい、はっきり認知症と診断されたとしても落ち込まなくて大丈夫です。

「私もとうとう」とショックを受けるかもしれませんが、認知症で寝込んだり体調が悪くなることはありません。急にできないことが増えるわけでもないし、相手の話を理解できなくなるわけでもないのです。

初期のうちはせいぜい、直近のことを忘れるという程度です。何年も前のことは覚えていても、ちょっと前のことを思い出せなくなります。細部を思い出せないのでなく、全体の記憶がスポッと抜けてしまいます。よく例に出されるのが昨日の夕食です。

「昨日の夕食には何を食べたか」と訊かれて思い出せないことは誰にでもあります。「何食べたっけ?」と必死で考えて「ああ、昨夜は自宅で久しぶりに妻の手作りの餃子を食べたんだ」と納得します。

ところが認知症がある程度進んだ後のもの忘れでは夕食を食べたことを忘れています。全体の記憶がなくなっているのです。

「オレ、昨日晩ご飯食べたっけ?」となります。

「何言ってんの、私が餃子を手作りしたでしょ」と妻は機嫌悪くなりますが、「そうだった、美味しかったなあ」と思い出せなくても頷いていればいいのです。

道がわからなくなってもスマホのナビがあります。

待ち合わせの約束を忘れても相手が電話をかけてきます。

壁やカレンダーに予定を書き込んでおけばたいていのことは思い出します。

買い物に出るときにリストを作るのは誰でもやっていることです。初期の認知症で困ることは何もないし、ふつうの人と同じように生活できるのです。

そして認知症はゆっくり進行していきます。いつ発症したか周囲の人にも気がつかないくらいゆっくり始まり、「ほんとに認知症なの？」と疑う人がいるくらいしっかりした論理性や思考力を保ちながらも本人だけは「やっぱり以前とは違うな」と気がつきます。その程度です。

つまり認知症とはっきりわかっても慌てることはないし、悲観することもありません。むしろ老いれば誰にでも訪れる症状のひとつに過ぎないのですから、老いを受け入れるつもりで認知症も受け入れてしまっていいと思います。悠然と構えて、ボケを飼い慣らしながら老いを楽しんでみる。嫌なことや都合の悪いことはとぼけてしまう。そういう割り切った暮らし方を心がけてください。

覚えておきたいＭＣＩ（軽度認知障害）の知識

認知症は病気ではなく、老化によって誰にでも現れる連続性を伴った症状のひとつだということはまずはっきりと認識しておきましょう。

連続性を伴うということは、ある日を境に認知症になるということではなく、長いグレーゾーンがあってゆっくりと症状が進み、医者の検査を受けて認知症と診断されます。じつはその段階でも、まだ軽度の認知症もあれば中程度まで症状が進行している場合もあるのです。

そしてグレーゾーン、まだ認知症ではないけれど、そのまま症状が進めば認知症と診断される状態がＭＣＩです。

どういう状態かと言えば、「固有名詞が出てこない」「同じ質問を何度も口にする」「部屋の鍵やメガネをどこに置いたのか思い出せない」「いま何をやろうとしていたのか忘れてしまう」……などなどです。

たぶんここで、「それならいまの私がそうだ」という人がいると思います。「ほら、あれだよ、アレ」「スマホはどこに置いたっけ」「さっきも聞いたでしょ」……思い当たるやり取りばかりではないでしょうか。

ＭＣＩのレベルでしたら、日常生活にとくに困ることはありません。ただ、脳の機能低下が若いころより進んでいることは確かです。でも脳の機能低下を防ぐ生き方や暮らし方があります。ＭＣＩの段階でしたら機能低下を抑えることは可能なのです。

ただ私は、ＭＣＩの段階で「ああ、このまま認知症になってしまうのか」という悲観的な考え方や不安に捕まってしまうことがいちばんまずいと思っています。気持ちまで落ち込んでしまったら、どんな意欲もわいてこないからです。

たとえばちょっとしたもの忘れを繰り返すと、家族に「大丈夫なの？」とか「検査受けたほうがいいんじゃないの」と心配されます。すると腹が立ってきます。「ただのもの忘れぐらいでうるさい」とか「ボケ扱いするな」という気になります。

すると今度は無口になってきます。うっかり何かしゃべって「さっきも話したでしょ」とか「もう忘れたの」とバカにされるくらいなら黙っていようという気持ちになるからです。

不安に捕まって無口になったら、脳はもう何の刺激も受けないし、周囲への興味も好奇心も失ってしまいます。感情が動かされることもないのですから、前頭葉の老化はますます進んでしまいます。つまりＭＣＩというのは、それを本人がどう受け止めるかで認知症に進んでしまう可能性が一気に高まってしまうのです。

老いて大切なのは愉快な人間関係、ボケ同士で遠慮なく付き合おう

歳を取れば認知症は避けられない。

でもゆっくりとしか進行しない。

このふたつの原則を受け入れれば、ＭＣＩへの向き合い方もわかってきます。

「なったらそのときのこと」と開き直るしかありません。

開き直って同世代のＭＣＩ、つまり家族からボケ扱いされている老人同士で遠慮も気遣いも要らない大らかな人間関係を作っていくことです。

名前が出てこない、同じ話を繰り返す、「ほら、アレだよアレ」「ああ、そうかアレだったな」でも会話は進み、お互いにあきれて笑い合う、名前なんか出てこなくても言いたいことはわかるのですから会話は進みます。

そういう屈託のない同世代の人間関係を楽しんでください。

大事なのは気持ちを朗らかにしておしゃべりを楽しむことです。昔話ならいくらでも出てきます。会話は相手の話を受け止め、自分の感情や考えを言葉にするやり取りです

から、記憶の掘り起こしと表現のトレーニングになります。トレーニングなんて面倒なことですが、要は気分が浮き立って感情発散できればいいのです。

でもそれだけのことでも前頭葉は刺激されます。笑い声を上げながら認知症予防ができるならありがたいことです。たとえいつものおしゃべり仲間がそのまま全員、認知症になってもお互いに気がつきません。みんなでボケれば何も怖いことはありませんし、萎縮することもありません。朗らかな認知症、愛されるボケという高齢期はそれなりに穏やかな人生の締めくくりになってくると思います。

第十二講　がんとどう付き合っていけばいいのか

高齢になるとがんは誰にでもある

日本人の死亡原因でいちばん多いのはがんです。高齢になればいろいろな病気も出てきますが「がんにだけはなりたくない」というのがほとんどの人の本音でしょう。

がんが恐れられるのはほかの病気に比べて致死率が高いこと、手術や抗がん剤などの治療による身体へのダメージが大きく、たとえ治療がうまくいっても身体の衰弱が激しいからでしょう。とくに高齢者は、ただでさえ体力が落ちていますから、消化器系のがんの場合は栄養補給ができなくなると見る影もなくやせ衰えてしまうというイメージがあります。しかもしばしば再発や転移が起こります。退院しても安心できないのです。

がんそのものは高齢になれば誰にでも発生します。できそこないの細胞がしだいに大きくなっていくのががんですから、老いていくことは身体の中にがんを飼い慣らすことでもあるのです。これも高齢者の死後の解剖結果を毎年１００人ぐらい目にして気がついたことですが、85歳を過ぎた人で体内のどこにもがんがないという人はいませんでした。がんは認知症と同じで老化現象の一つといってもいいのです。

ただ、老化現象ですからゆっくりとしか進みません。高齢になってからのがんは進行が遅いのです。手術や治療によって衰えた身体に大きなダメージを与えるよりは放っておいたほうが長生きできるというケースが多いということです。

70代ががんの治療と放置の境目

問題はその境目をどの年代に置くかということです。まだ体力もあり、仕事への復帰を望む世代でしたら、がんを治療して体力も回復させ、仕事に戻ることも可能です。40代50代の中年世代でしたら、検診を受けてがんの早期発見ができれば治療によって残りの人生をまっとうすることもできます。

もちろん個人差はありますが、私は70代がその境目だと考えています。

なぜ70代なのか？

まだまだ元気でやりたいことがいくらでもあるからです。

同時にはっきりとした老いも忍び寄っています。かつてのような体力も筋力もありません。がんがわかって切ったり抗がん剤の治療を受けると、さらに体力が落ちます。免疫力も低下していろいろな病気にかかりやすくなります。そうなってしまうと、もうやりたいことのほとんどを諦めるしかありません。たとえ命は長らえても、体力も気力もなくして、寝たきりの生活になるかもしれません。その可能性が高いということです。

「でも放置したら死んでしまう可能性が高い」

あなたはそう考えるでしょう。

がんは怖い病気というイメージがありますが、高齢になれば誰でも身体の中に飼っているように、それほど凶暴な病気ではありません。痛みや違和感を感じて診察を受けたらがんが見つかり、しかも末期がんだったというケースがしばしばあります。これがどういうことなのかといえば、初期のころならほとんど痛みもなく、しだいに大きくなってもう治療が難しい状態になるまで本人は何の自覚もなくふつうに暮らしていたということでしょう。

一般にがんは1センチくらいの大きさになるまで発見されません。その大きさのがんが検診で見つかれば早期発見ということになります。でも1センチの大きさになるまでに、最初のがん細胞ができてから10年くらいの時間が経っているものです。

70代をがんを切るかそのままにするかの境目とするのには、異論もあるでしょう。その人の人生観の問題でもあります。手術や治療で身体が衰弱し、生活の質も落ち、やりたいことが何ひとつできなくなっても命だけは長らえたいと考える人がいても不思議はないし、それもひとつの生き方になってきます。

でも放置してもすぐに死ぬわけではなく、いままで通りに暮らせる時間が何年か続くのだとしたら、そこで悔いのない人生をまっとうするという生き方もあります。

自分ならどちらを選ぶか、いたずらにガンを恐れるだけでなく、「いざとなったらどうするか」を考えることも70代になったら必要ではないかと思います。

第十三講　穏やかな老いを迎えるwith病気という考え方

歳を取ってまで一喜一憂してはいけない

私が健診に否定的なのはいろいろな理由がありますが、70歳過ぎたらもう、健診そのものが無意味だと考えています。どこかの数値に異常が見つかったとしても、身体そのものが老いている最中なのですから、さまざまな病気や不調が出てくるのは当然のことなのです。

それを治そう、つまり正常な数値に戻そうとすればあちこちの医者に通い、いろいろな検査を受け、あれこれ処方される薬を飲まなければいけません。のんびり生きよう、自由を楽しんで生きようとするときに、早速大きなストレスがかかってきます。

老いてからの病は緩慢な進み方になりますから、通院の期間も薬を飲む期間も長くなります。70歳過ぎて一度薬を飲み始めると、ほとんどの場合は死ぬまで手放せなくなることが多いのです。

そもそも70代、80代の人に健康優良者がいるでしょうか。みんなどこかしらに病気や不調を抱えています。あるいは脳梗塞や脳溢血のような血管系の病気で倒れ、退院はしたものそれなりの養生をしている人もいます。

つまり高齢になるとほとんどの人がｗｉｔｈ病気、病気と共に生きていることになります。

これはもう仕方ありません。誰のせいでもなく、老いのせいなのですから、受け入れるしかありません。

そのときもし、「防ごう」とか「乗り越えよう」あるいは「ほかの病気にかかってはいけない」と考えたらどうなるでしょうか。ふだんの健康管理はもちろん、健診の数値にもピリピリするようになります。ほんの少しの異常が見つかったり、ちょっと不摂生をしただけで自分を責めたり、生活のありかたに神経を尖らせるようになります。「あれがいけなかった」「これも油断した」と反省することになります。

70代過ぎて「あれもいけない」「これもいけない」なんて厭ですね。自分の生活を自分でチェックして、少しのわがままやいい加減さを戒めるなんて窮屈なことですね。あり余る自由を楽しみ尽くすことが老いてからの人生の目的だったはずです。

だから病気になったらなったでそのときのこと、いまは自由を優先して楽しむ生き方でいいはずです。

少しの不自由も老いのうち、付き合いながら生きていく

老いてくるとどうしても不自由が増えてきます。膝が痛む、腰が痛む、目がかすむ、耳が遠い。そういった老化に加えて脳や心臓にも病を抱えている人が増えてきます。急な運動や激しい運動はできない、水分補給が欠かせないからトイレが近いなど、70代くらいから、10人集まればほぼ全員が何かしらの不自由を抱えているようになります。

でも外出して人と会えたり、集まっておしゃべりしたり食事をしたり、あるいは景色のいい場所を散歩するぐらいのことができるなら、まだまだ生活を楽しむことができるし実際に楽しんでいる人が多いはずです。

みんな自由かといえば、それなりの不自由は抱えています。

でもその不自由に負けることはありません。老いも、病気も不調も受け入れて好きなように暮らそうとします。

しかも老いのいいところは、同世代のつらさが想像できることです。老いには個人差がありますが、自分が元気だからといって元気のない同世代に冷淡になったりはしません。「いずれは私も」と知っているし、元気そうに見えてもかつてに比べれば自分の老いに気がついている人がほとんどになるからです。

そう考えていくと、身体の不自由や病というのは、老いという大きな世界の中の一部分ということにならないでしょうか。老いが病や不自由を包み込んでくれて、生活の中の自然な感覚になってきます。ｗｉｔｈ病気です。大きく言えば「ｗｉｔｈ老い」になります。

自然に老いていくとか、順調に老いていくというのは80代を過ぎるとごくふつうのことですが、案外、難しいことでもあります。不自然な老いや急激な老いに慌てたり振り回されてしまう人も多いからです。

そうならないためのコツというか生き方や考え方としても、生活の中の自由を優先することは大切になってくるような気がします。

第十四講　老いは同世代に障碍者が増えてくるということ

みんなが一斉に老いるわけではない

ある70代半ばの男性が高校の同窓会に顔を出して少し驚いたことがあります。「久しぶりに集まったけど、奥さん同伴という友人がけっこういた」

たしか50代のころにも集まっています。そのときは奥さん同伴なんて一人もいなかったような気がします。「高校時代の気分に戻りたいのに、隣に女房がいたらシラけてしまう」といった雰囲気でした。

友人たちが奥さん同伴の理由もすぐにわかりました。

足元が危ないから腕を支えてもらう、耳がかなり遠くなっているので妻に相手の話を大きな声で説明してもらう、疲れやすいから立ち話ができないので妻が話し相手、指先に麻痺があって料理を取り分けることができない、などなどです。奥さんに車椅子を押してもらって参加している友人もいました。

それでも友人たちはみんな元気そうだし楽しそうです。

しばらくあちこちのテーブルで友人たちと愉快に飲んで食べて過ごしたこの男性は、

そのうち奥さんたちとも昔からの友人のように気軽に話し込んでいました。同窓会は大盛況のうちに終わったそうです。

「みんないろいろあるんだろうけど、集まってしまえばやっぱり昔の仲間に戻るな」

この男性はとても楽しい集まりだったと言います。

この講では大切なことを書きます。

高齢になるということは、同世代に障碍者が増えてくるということです。

若い世代のころは、友人の中に障碍者がいればみんなで労《いた》わったり手を差し伸べたりしてもやはり特別な存在です。誤解を恐れずに書けば、「気の毒だから」という気持ちがありました。

でも高齢になると、自分もいつその仲間に入るのかわかりません。決して他人事ではないのです。だから同世代の障碍者（自分より少しだけ早く老いてしまった友人）に対しても素直な気持ちで向き合うことができます。言葉にはしなくても「頑張ってるんだな」という共感の気持ちを抱くことができるような気がします。

老いの個人差をどう受け止めるか

わたしたちはずっと長い間、年齢を重ねるごとに成長してきました。身長が伸びて身体が大きくなり、筋肉がついて体力も増し、いろいろな知識や経験を蓄えることで思考力も深まってきました。多少の個人差はありますが、年齢を重ねるごとに成長してきたのは事実だと思います。

でもそれも、ある年代でピークを迎えました。身体や体力的なものなら20代後半ぐらいでしょうか、頭脳はいくつになっても衰え知らずのようですが、記憶力とか創造性とか、あるいは好奇心や意欲といったものまで含めて考えると、やはりある年代がピークになってくると思います。

でも40代50代のころまでは、ピークを過ぎてもまだ一定のレベルを保ってきました。自分より若い世代とも対等にやり取りできたのです。

60代を過ぎると、さすがにそれも難しくなってきます。若い世代と対等どころか、はっきりと見劣りするようになってきます。

さらに歳を取るとどうなるでしょうか。

同世代であってもどんどん差がついてきます。異なる世代との格差ではなく、同じ世代の中に格差が生まれてくるのです。自由に歩き回れる人、杖がなければ歩けない人、杖をついても歩けない人に分かれてきます。脚だけでなく、目も耳も同じです。まったく衰えない人がいるかと思えば、日常生活にも不便を感じる人もいます。

老いは個人差をどんどん広げていきます。

同じ70代、80代でも「なぜこんなに違うのか」とあきれるくらい個人差が出てきます。問題は、自分がどちらになるかということです。障碍者にならないための日常生活の心がけとか生き方や暮らし方はここまでにも書いてきましたが、脳梗塞のような突然の発症もあります。まさかの転倒や事故が引き金になって一気に衰弱することもあります。どんなに心がけても望んだ生活の質を保てないようになることは誰にでもあり得るのです。

ではどうしようもないのでしょうか？

そうなったらそのときは諦めるしかないのでしょうか？

その一つの答えが、いま紹介した男性のエピソードにあるような気がします。つまり、たとえ自分が不自由な身体になったとしても、頼れることは周囲に頼って人生を楽しんでいいのです。

いつかはみんな障碍者、早いか遅いかだけの違い

そのための補助として介護保険制度があります。

あるいは地域やボランティアの人たちが支えてくれるさまざまな行事やイベントがあります。そういったものに対して「恥をさらしたくない」とか「他人の世話にはなりたくない」と拒んだり嫌う人がときどきいます。

狭い了見ではないでしょうか。

繰り返しになりますが、老いるということは同世代の中に障碍者の割合が増えてくるということなのです。いまはどんなに元気でも1年後はわかりません。どんなに元気な高齢者でも、やがては歩行も覚束《おぼつか》ない障碍者になってしまいます。

それでもまだいくつかの楽しみは残されているし、それを楽しむ機能も残されています。たとえば歩けなくなっても食べる楽しみだけは持ち続けたいとか、風景を眺めたり、演劇や好きな本を読む時間は失いたくないといったことです。

その楽しみまで、好きなレストランや劇場に行けないとか旅行に出られないというだけの理由で自分から放棄すればどうなるでしょうか。

何もかも諦めて、家に閉じこもるだけの暮らしになってしまいます。これでは身体の障碍だけでなく、心まで鬱屈としてきますね。何の楽しみもない高齢期を過ごすしかありません。

でも「自分の楽しみのため」と割り切って利用できるものは利用し、ときには妻や夫の手を借りてもやりたいことをやってみるというのは、朗らかな高齢期を過ごすためにも大切な心構えになってくるはずです。

「まだ元気な人もいるのに、自分だけが他人の世話になるのは情けない」

ともすればそんな気持ちになる高齢者もいます。とくに男性にはどんなに老いても一片のプライドや意地が残されているものです。

でも、早いか遅いかの違いだけなのです。

いつかはみんな動けなくなってしまいます。

「お先に世話になるよ」

それくらいの軽い気持ちで、自分の楽しみを諦めないようにしてください。

同世代の老いを大きな気持ちで受け止めよう

50代60代のころでしたら、認知症が始まった高齢者や急に老け込んでしまった職場のOBを見ると、「ああはなりたくないな」とか「気をつけなくちゃ」と思うものです。

そして自分が無事に70歳を迎えると、「なんてことないな」と思います。

「たしかに疲れやすくなっているけど、老いの実感なんてない。70歳なんてこんなものか」と安心したり拍子抜けしたりします。「まだまだ大丈夫だな」と思ってしまうのです。

ところが70代は油断できません。車でいえば経年劣化は確実に進んでいますから、どんなに点検整備を繰り返しても、予想もできなかった思いがけない病気が見つかったり、突然の発症をすることがあります。

たとえば脳梗塞や脳出血のような血管系の病に襲われて長く入院したり、リハビリ生活を余儀なくされたり身体に麻痺が残るようなことです。心筋梗塞のような循環器系の病気で長い療養生活を送ることもあります。

どちらにしても、衰え始めた体力は大きなダメージを受けますから、症状が治まっても日常生活にいろいろな不便が生まれたりします。つまり、ある日から突然自分が障碍者の仲間入りをしてしまうのです。

70代後半、あるいは80代となれば、認知症になる人も増えてきます。高齢になるということは、自分を含めた同世代に一人また一人と、どこかに障碍を抱えた仲間や友人が増えてくるということなのです。

実際、たまに連絡を取り合う古い友人からも、「あいつが倒れたらしい」とか「リハビリを頑張ってるらしい」といった情報が伝わってきます。年末になると、友人や知人の家族から「△△逝去につき」といった葉書が届いて驚くのも70代から80代にかけての時期です。

そういう報せに接するたびに、「用心しなくちゃ」とか「もう何かあってもおかしくない歳なんだな」と感じます。「私は運がいいだけかもしれない」と気持ちさえ生まれてきます。でもそこで、不安を膨らませて縮こまって生きても同じことです。予期できない病や事故はいつ襲ってくるかわからないのです。不安に囚われてしまうと、自由を楽しみ尽くすなんてできません。

それくらいならむしろ、共生の感覚を持ったほうがいいのではないでしょうか。

つまりさまざまな障碍を抱えた同世代の人間と、あなたも一緒に生きているという感覚です。たまたま自分は歩ける、たまたま自分は元気に暮らしているというだけのことで、同世代のみんなと同じ空気を吸っているのです。

「歩けないやつには肩を貸して、とにかく元気でやっていこう」

そんな、共に生きる感覚を失わないでください。

第十五講　失われた能力を嘆くより残された能力を活かそう

老いにはノルマも期限もない、時間だけはたっぷりとある

老いると「あれもできなくなった、これもできなくなった」と失われた能力のことばかり嘆いてしまいます。

「昔ならこれくらいの作業は1時間でできた。いまはもう、2時間やってもまだ半分だ」

「今日はずっと動いていたような気がするけど、予定していたことは何も終わってないな」

そういう不甲斐なさは70代ともなればほとんどの人が感じるでしょう。でも、「若いころのようにはいかないな」と感じるのは、現役だった40代、50代のころにもあったはずです。

「集中力が続かない」とか「残業の時間帯は効率がガタッと落ちる」といった程度の経験は中年になると誰にでもあります。それで会社を辞めたり仕事を放り投げたわけではありませんね。自分なりに考え、たとえば大事な仕事や細かい仕事は午前中に組み込んだり、気分の切り替えを工夫したりして定年まで乗り切ってきました。「昔のようには

いかない」と自覚していても、決して諦めなかったのです。

　まして高齢になって勤めがなくなれば、一日の中に自由になる時間はたっぷりとあります。予定した時間に終わらなくても誰かに迷惑がかかったり自分が困るということもありません。それなら1時間の作業に3時間かかってもいいはずですし、何だったら二日がかりでもいいのです。老いのいいところは時間だけはたっぷりとあることです。効率とか生産性といった世界は現役世代に任せて、老いたらふわふわした時間を楽しみ尽くせばいいだけのことです。

　そして、どんなに時間がかかってもうまくできなくても、自分にできることをやり続けるというのはとても大事なことです。それによって残された能力（以前に比べれば弱々しいものでしかないとしても）を保つことができます。衰えた筋肉でも、諦めないで動くことで最低限の機能を維持できるのです。

　ここでもし、「以前のようには身体が動かない」というだけの理由でいろいろなことを諦めたらどうなるでしょうか。

体力維持のためではなく、「楽しむため」と頭を切り替える

残存機能という言葉があります。文字通り、残された機能のことですが、ふたつの意味があります。ひとつはどんなに衰えても、まだわずかな能力が残っていること。もうひとつは、その機能が失われても別の機能なら残されていることです。

たとえば突然の入院で脚力がガクンと落ちたとします。

毎日の楽しみだった1時間の散歩も友人とどこかで待ち合わせる程度のこともできません。でも歩行能力がゼロになったわけではありません。1時間の散歩は無理でもゆっくり休みながらでしたら近所を20分くらいかけて歩くことはできます。

それなら散歩を20分コースに替えてみましょう。たとえ20分でも歩かないよりははるかにマシです。天気のいいときにはその20分コースを歩いてみる。たったそれだけのことでも歩行能力は保たれます。以前に比べれば半分以下に落ちたとしても、まだまだ自分の足で好きな場所に行くぐらいのことはできるのです。

1時間の散歩ができなくなっても、公園のベンチで日向ぼっこならできます。車でど

こかの街に連れて行ってもらえば、その街の美味しい料理を出す店を探して訪ねることもできます。とにかく歩行機能が少しでも残されている限り、自分を閉じ込めないで外の空気を吸ったり風景を眺めたり、美味しい店を訪ねるくらいのことはできるのです。

そのとき大切なのは、「歩くと体力が維持できる」とか「筋力を保てる」といったトレーニング意識なんか捨ててしまうことではないでしょうか。そういう意識を持ってしまうと、歩くことは時間や歩数になってしまいます。

するとだんだんノルマ感覚になってきます。一日1万歩と決めて歩数計を気にしている人がよく「今日はまだ7千歩しか歩いてない。昨日も8千歩止まりだった。だから今日は1万歩プラス5千歩がノルマだな」とか言ったりしますが、これではだんだんつらくなってきます。

そういう人がもし、入院でもして脚がガクンと衰えたら、「2千歩なんて歩いたうちに入らない、やめたほうがマシだ」と考えかねません。つまり高齢になってくると、ふだんから機能維持にこだわってしまうことじたいが自分を苦しめるようになりかねないのです。

機能が維持できなくなったり、はっきりと低下が認められると、ポキンと折れてしまいます。そうではなくてあくまで楽しみのため、自分の自由時間を楽しみ尽くすために「少しでも歩けたほうがいい」と気がついてください。

つまり残存機能はすべて、活かしたほうが生活の中に楽しみが広がります。

歩くことだけじゃなくて、指先の動きでも料理の楽しみを失いたくないと思えば、「指先は少しでも動いたほうがいい」と気がつきます。でも料理のための指先のトレーニングなんて思いつきませんね。だから料理そのものを諦めない、でいいのです。自分に残された楽しみを簡単には諦めない、少しでもいいから楽しみを暮らしの中に残しておく、残存機能を活かすために必要なのはそんな心がけではないでしょうか。

できないことがどんなに増えても、まだ老いの時間はたっぷり残っている

身も蓋もない言い方ですが、老いてからの時間はどんなに長くても最後は死で幕を閉じます。

そのときにはもう、ほとんどの残存機能は失われています。身体的な機能も脳の機能も含めて、老いるということはポロリポロリといろいろな機能が衰え、失われていくことでもあるのです。

でも、たとえいろいろな機能が衰えたり失われていくとしても、まだまだ80代でしたら老いを楽しむことができますし、実際に80代どころか90代になっても生活の中に楽しみをいくつも育て、残りの人生を幸せに過ごす人がいます。決して珍しいことではありません。

そういう高齢者に共通するのは、諦めないということです。脚が弱っても散歩は諦めないで、手押し車に頼っても続ける。それもできなくなったら車椅子を押してもらっても続ける。もちろんそのときには介護する人のお世話になっているでしょう。

仲間や友人と会うのも面倒がりません。女性でしたらやはりおしゃれして出かけようとします。歩くのも、電車やバスに乗るのだって大変ですが、それくらいのことでは諦めません。本を読むのが好きな人でしたら、たとえ目が不自由になってもオーディオブックという手があります。聴力さえ残っていれば、読書の楽しみは諦めないで済むのです。

老いはゆっくり進むと何度か説明してきました。

残存機能も同じで、いきなり消えてしまうわけではないし、あれもこれもパタリとなくなってしまうわけでもありません。

逆に言えば、残存機能を活かしてできることや生活の中の楽しみを保ち続けることが、老いの進行を食い止めることにもつながってきます。

「自分から率先して力仕事はできなくなったけどまだ手伝いくらいならできる」

「新しいことを覚えるのは苦手になってきたけど、教えてくれる人さえいれば何とかなりそうだ」

たとえばその程度の老いでしたら、何も気にすることはありません。やってみたいことを楽しむ気持ちにさえなれば、どんな世界にも足を踏み入れることができます。いざとなったら頼れることは人に頼り、あるいは自分の役割を小さく限定しても楽しみを諦めないで済むのです。

そういう生き方に切り替えれば、まだまだ続く老いを楽しみながら生きることができます。「自分一人じゃできない」とか「他人の助けを借りてまで」といろいろな願望を諦めてしまうより、はるかに生活の幅や質を落とさないで生きていくことができます。それによってわずかでも残された機能を維持できれば、いくつになっても残された人生の中に楽しみの種を育てていくことができるのではないでしょうか。

第十六講　介護保険制度の利用は権利である

待っていても介護の手は差し伸べられない

「たぶん、いつかは介護を受けるんだろうな」と思っている人は多いと思います。

「妻（夫）や子どもたちが介護できなくなったらいろいろな介護サービスを受けるしかないだろう」

最初のうちはヘルパーさんに来てもらったりデイサービスに送迎してもらったりしても、最後は介護施設に入るかもしれません。その介護施設にもいろいろなタイプがあります。費用もピンからキリまでです。そういったさまざまな介護制度について、いまのあなたにどれくらいの知識があるでしょうか？

「まだまだ先のことだ」と思っているかもしれません。

「施設には入りたくない、自宅で死ぬまで暮らしたい」という希望だってあるでしょう。

でも、老いがどんなにゆっくりと進むとしても、そこにはフェーズがあるのでした。思いがけないケガや病気で動けなくなってから介護制度を利用しようと思っても、望まないサービスを押しつけられたり、逆に「こうして欲しい」というサービスを受けられなかったりするかもしれません。そこで悔やむくらいなら、「まだ先のことだ」と思っているうちに、介護保険制度の知識をきちんと備えておいたほうがいいです。「歩行が難しくなったり、認知症で生活ができなくなったらこういうサービスだけ受けたい」「家族に手続きをどんどん進められるより、自分の意思で希望するサービスを選びたい」

その程度の気持ちは70代後半の方でしたら持っていると思います。そのための知識です。

そこでまず、いちばん大事なことから説明します。それは、介護保険の利用は権利だということです。権利ですから、自分から申し出て行使しなければいけません。

よくあることですが、動けなくなったら待っていれば行政から手が差し伸べられると思っている人がいます。「寝たきりになれば、家族や隣近所が役所に連絡して介護保険を適用してくれるんだろう」と考える人です。医療保険だって、自分で病院を選んで足を運んで医者に診てもらわなければ使えません。介護保険も自分から動いて「こうして欲しい」という希望を伝えなければ、サービスは始まらないのです。

介護保険制度は公助ではなく共助である、私たちが支えている

もう少し詳しく説明しましょう。

介護保険制度は2000年にスタートしました。

高齢者は増えつづけますが、介護する家族は、少子化の上に親と別々に暮らす核家族化がすすみました。高齢者介護は家族介護だけには頼れなくなっていました。

介護保険制度がスタートするまでは、高齢者福祉に限らず福祉というのは行政の措置事業でした。

「措置」というのは、行政の判断で必要なサービスが決められます。わかりやすくいえば指示になります。役所から「この施設に入りなさい」「ヘルパーを派遣します」と方針が伝えられます。低所得者や身寄りのない人の支援が主になるので、ほとんどのケースで家族が介護するのが当たり前という風潮がありました。

介護保険制度になっていちばん変わったのは、措置ではなく、介護保険料を払っているわたしたちがサービスを選べるようになったという点です。これを「措置から権利へ」

といいます。

現在では、ほとんどの福祉施設もケアマネージャーがいる事業所も民間の施設です。ちなみに社会福祉協議会は、公的な施設と思われがちですが、行政とは切り離された民間施設です。

そういった背景を考えていくと、介護制度というのは公助ではなく共助ということに気がつきます。介護保険料を取られているのですから、その財源は私たちが負担しているのです。遠慮なんか要らないということです。役所はただの窓口で、実際の運営は民間が受け持っています。その民間の運営費も私たちが支えています。堂々と利用していいのです。

いざというときどうすればいいのかだけは知っておこう

どういう介護サービスを受けるにしろ、まずは要介護の認定を受けなければいけません。

要介護認定をもらうためには役所に申請をしなくてはいけません。

介護保険料は40歳になれば自動的に健康保険料とともに払わされ、年金をもらうようになるとそこから天引きされますが、65歳を過ぎて病気になり困ったとしても、役所からはなにもいってきません。介護保険制度は本人が契約して選ぶ制度ですから、自分や家族が申請に行かないとなにも動き出さないのです。

「足をケガしていて、家族もいなかったらどうするんだ」

そういう自分から動けないような場合でも、各自治体にある「地域包括支援センター」というところに電話すれば、訪問してくれるそうです。

まだまだ元気な自分には関係ないと思っていても、なにがあるかわかりません。制度やどこに相談したらいいかぐらいは知っていて損はないでしょう。

老いを自覚するたびに、「自分はボケるのではないか」「病気になるのではないか」と、予期不安が強まる方が多くいます。ところが、予期不安は強いのに、その割になぜか備えをしません。

ではどうするかといえば、不安な現実から目を逸らしてしまいます。

すると「私はボケない」という信念ができあがります。何度も言いますが、人間は老いるとボケます。程度の差はありますが、ボケていくのです。

転ばぬ先の杖である介護保険のことは、65歳になったら勉強しておくべきでしょう。ところがたいていの場合、病気やケガで動きが悪くなってから、介護保険を申請します。「どんなサービスを利用したいですか」と支援者に聞かれても答えられない高齢者が多いとも聞きます。デイサービスという言葉は知っていても、どんなデイサービスがどこにあるのかも知りません。

そのために、すべてケアマネージャーさんにお任せになってしまいます。

不安があるなら、自分に何かあったときに「こういうふうにしたい」という計画を立てておくべきではないでしょうか。こんなデイサービスに行きたい、ヘルパーさんに何をしてもらうかなどを考え、こちらから希望するサービスを提供してもらうのです。

介護保険制度が措置から権利となったと書きましたが、どうもまだお上から与えられる福祉という感覚が日本人には残っているようです。

まずその感覚から抜け出してください。

第十七講　食べることに無関心になってはいけない

老いたら粗食ではいけない

老いることに関してはいろいろな誤解もありますが、私はその中でいちばん大きな誤解は「食べること」ではないかと思っています。

食欲もかつてほど旺盛ではありません。

日中、それほど激しく動き回っているわけでもありませんから、何となく「あっさりした料理でいいかな」と思ってしまいます。

「成長期の若者じゃないんだから、晩ご飯も軽めでいいだろう」とついつい粗食に甘んじてしまいます。

それ以外にもいろいろな理由があります。コレステロールや血圧、血糖値が高めだから肉や脂っこいものは控えなくちゃとか、胃にもたれやすい料理は避けたほうがいいだろうとか、便通を良くするためにも食物繊維は欠かせないとか、とにかく高齢になったら野菜中心のあっさりした料理が身体のためにはいいと思い込んでいる人がほとんどになってくるようです。

まして夫婦二人きりの生活になってしまうと、子どもや若い人の好みに合わせる必要がありません。外食の機会もめっきり少なくなりますから、とくに肉類の摂取が減ってしまいがちです。

でもそういった食事に対する考え方には大きな誤解があるようです。

老いてくると身体のいろいろな機能が衰えますが、代謝も落ちてきます。同じ栄養を摂っても若い人ならどんどん消化吸収されて身体中に行き渡りますが、老いてくると摂取の効率も悪くなるのです。胃の機能も低下しますから、ご飯のお替わりなんてできなくなります。

ということは、必要なカロリーをなかなか摂取できなくなるということです。量でカバーできないとなったら質で補うしかありません。とくに不足しがちなのはタンパク質です。肉や魚、大豆のような植物性タンパク質も含めて、あっさりした食事が続くとどうしてもタンパク質が不足しがちになります。

「豆腐や納豆なら食べている」と思うかもしれませんが、やはり必要な量のタンパク質を効率よく摂ろうと思えば肉や魚は欠かせません。じつはタンパク質というのは、高齢者の身体を支えるためにはいちばん大切な栄養素になってくるのです。

筋肉の衰えだけでなく意欲の低下もタンパク質不足から起こる

タンパク質が筋肉や臓器や骨格などの材料となるのは何となくご存じだと思います。

高齢になってくると、かつてに比べて情けないくらい筋肉が落ちてしまい、しかも運動してもなかなか元に戻りません。若い世代は筋肉は鍛えればたちまち盛り上がりますが、老いるとそうはいきません。筋肉の素となるタンパク質を摂らなければなおさらのことです。

タンパク質の成分はアミノ酸ですが、アミノ酸はドーパミンやセロトニンといった神経伝達物質をつくります。ドーパミンは意欲や「やる気」を生み出し、セロトニンは心をリラックスさせてくれます。つまりタンパク質は気力や集中力、思考力にも大きく関係してくるのです。

それだけではありません。タンパク質には免疫機能を高める働きもあります。私たちは何となく体調が落ちているのを感じると「肉でも食べて元気つけよう」と思いますが、ただの気分ではなく根拠のあることなのです。

そういったタンパク質の働きを考えると、高齢者にこそ必要な栄養素と気がつきます。むしろ若い世代より意識して摂取しなければいけないことになります。

たしかに高齢になってくると、「たまに食べるくらいでいい」とか、「血圧が上がりそうだ」と肉を控えたくなってきます。野菜の繊細な美味しさがわかってきたりもします。ですからこれも「毎日食べよう」とか「何グラムは食べよう」といった押しつけるような勧め方はしません。質素なくらいの食事で体調がいいというのでしたら、ムリに肉を食べる必要もないでしょう。

ただ、高齢だからもう肉は食べなくていいとか、粗食で十分といった考え方は老化を早めるだけになってしまいます。意欲や朗らかな感情を失わないためにも、食べることに無関心になってはいけません。お腹が空いてきたときに、食べたい料理があれこれ浮かんでくるような食欲の若々しさこそ、老いても失わないようにしてください。

たまの外食が夫婦それぞれの元気をつくる

とは言ってもこんな声も聞こえてきそうです。

「ほとんどの料理を作るのは妻だし、家計も任せている。せっかく作ってくれたのに食べないわけにはいかないし残った料理も無駄にはできない」

奥さまがご主人の健康を考えて野菜中心の料理を作れば、食べないわけにはいきません。晩ご飯も翌日の昼ご飯も野菜料理になってしまうことだってあるでしょう。男性にとっては肉料理のハードルが案外、高かったりするものです。

そこでお勧めしたいのが外食です。

「年金暮らしだから無駄遣いはできない」とか「わざわざ外に出なくても、家でゆっくり食べたい」という気持ちもあるでしょう。外食となれば着替えたり街まで出かけなければいけません。それが面倒といえば面倒です。

会社勤めのころでしたら「休日くらい家でゆっくりしたい」という気持ちになりますが、高齢になればどうせ時間はいくらでもあります。「美味しいものを食べるついでに街歩き」というのは、気楽な自由時間の過ごし方になってきます。

夕食ではなくランチの外食ならそれほど高い食事代ではありません。週に一度か二度の食べ歩きと割り切れば、会社勤めのころに通っていたラーメン店とかトンカツ屋さん、カレー専門店やレストランやステーキの店など、いろいろ思い浮かべることができます。たまにはホテルのレストランで贅沢にランチをいただくのもいいでしょう。

こういうことはすべて、自分の楽しみの時間ですから、街歩きのついでに映画館や書店、珈琲の美味しい喫茶店を訪ねることもできます。

つまり週に一度か二度のランチ外出でも、いろいろな楽しみを盛り込んで過ごすことができます。街歩きはけっこう、体力を使います。ファッションや自分の姿勢にも目が行きます。そういったこともすべて、老いへのブレーキをかけることにつながってきます。

外食のメリットはほかにもいろいろありますが、何といっても食べたいものを手軽に食べられること、そして選べる料理がバラエティに富んでいるということでしょう。

食べたいものを食べられるということは、夫が肉料理を選び、妻が野菜料理を選んでお互いの食欲を満足させることができます。夫が蕎麦、妻がイタリアンとなったらそれぞれの店に分かれるしかありませんが、高齢になってくると一人でランチというのはありふれた光景ですから悠然と構えることができます。

いろいろな料理を選べるというのも食への関心を高めてくれます。不思議なもので、街を歩いているだけで、いろいろな看板が目についてきて食べたい料理が頭に浮かんできます。行き当たりばったりで店を選んでも、メニューを眺めているうちに「これを食べてみたい」というのが出てきます。

つまり外食というのは、自分が食べたいものの幅を広げてくれたり、食べたかった料理を教えてくれたり思い出させてくれたりすることが多いのです。家の中で食事しているとどうしてもレパートリーが限られてきます。「何か食べたいものある？」と妻に訊かれても「とくにないよ」「任せるよ」といった返事しかできない男性が多くなります。

老いて食に無関心になると老化が加速するだけでなく、生活の中の大きな楽しみが薄れていくことにもなるのです。

第十八講

疎かにされがちな高齢者のメンタルヘルス

見逃されやすい高齢者の「うつ病」

ここで心の健康に目を向けてみます。

高齢になると身体的な機能の衰えや認知症（これも脳の機能低下が原因です）ばかり不安視されますが、メンタルヘルスにも老いのリスクが忍び寄ってきます。そして長年、高齢者の医療に携わってきた私から見ると、じつは認知症より怖いのが「うつ病」なのです。

理由はいくつかありますが、その一つに高齢者のうつは軽く受け止められたり、いわゆる「歳のせい」で片づけられやすいという特徴があります。

たとえば「何となくやる気がなくなってきた」「食欲がない」「夜中に何度か目が覚める」「朝も暗いうちから目が覚める」……そういった自覚症状があっても、それがうつのサインだとは本人も周囲も思いません。「歳だから仕方ない」とか「そういうものだろう」で片づけてしまいがちです。

でも、同じ症状が20代30代の若者に起これば、はっきりと「うつかもしれない」という不安を持つし、周囲も心配してくれるでしょう。「一度、精神科に診てもらったほうがいいよ」と言ってくれるかもしれません。

しかも高齢者の場合は、うつに特有の「もうダメだ」とか「死んだほうがいい」といったうつ気分があまり目立つことはなく、どちらかといえば「腰が痛い」とか「身体がだるい」「便秘が治らない」といった身体的な症状を訴えることが多いのです。

その結果、生活全般がどんよりとしてきて溌溂さがなくなります。

着替えをしなくなったり、外出の回数も減ります。どうしても変化のない毎日が続いてしまうようになります。そういう状態が認知症を誘発しやすいというのは想像がつくと思います。

つまり老いてからのうつというのは、放っておけば心の元気を奪って生きる張り合いさえ失わせ、認知症を誘発させやすい状態なのです。しかもそばにいる家族でも気がつかないことがあります。家の中でぼんやりしている高齢者は「歳だからボケてきたかな」ぐらいにしか見えないことが多いからです。

日の光はいくつになっても気持ちを明るくしてくれます

抑うつ気分は脳内のセロトニンが減少していることで生まれます。セロトニンは前の講でも学んだようにタンパク質から作られますが、40歳を過ぎたころから減少してきます。高齢になってセロトニンが減ってくるということは、うつになりやすい状態になるということです。

したがって、高齢者のうつはセロトニンが含まれている抗うつ剤を服用することでわりと簡単に改善することがあります。

ある高齢者施設でこんな話を聞いたことがあります。

そこは広い食事室があって利用者さんは大きな壁掛け型のテレビを観て食事をしていました。2階の窓の広い食事室でしたが、とくに朝は日の光が差し込んで眩《まぶ》しいのでテレビが見えにくいだろうと配慮してカーテンを閉めていたいたそうです。

ところが一人の利用者さんが、「眩しくてもいいから日の光が見たい」と言い出したそうです。

そこで管理者が試しにすべてのカーテンを開け放ってさんさんと朝の日光が差し込むようにしたそうです。「テレビが見にくい」と苦情が出るかなと思ったらそうではありませんでした。

「やっぱり気持ちいいね」「お日さまと青空が見えると嬉しいね」「何だか元気になるね」とみんなが喜んだそうです。隣同士でおしゃべりも始まって、それまでの黙りこくってテレビを観ながら食事していたころよりはるかに賑やかで、笑い声の飛び交う食事室になったそうです。

どんなに老いても日光と青空の気持ちよさは変わりません。

身体が動く間、歩ける間は外出する時間を持つこと、日の光をたっぷりと浴びること、たったそれだけでも気持ちが弾んできます。日光にはセロトニンを増やす働きがあることも覚えておいてください。

第十九講　「どんな年寄りになってやろうか」と考えていい年代

老いてからの人生はどんなに奔放でもいいはず

明るい話に戻しましょう。

あなたがいま60代でも70代でも、老いはこれからです。

そのとき、自分がどういう年寄りになりたいのかということをぜひ考えてください。「歳は取りたくない」とか「老いなんてそのときになってみなければわからない」という気持ちはあると思いますが、それは逃げですね。

どう言い繕ってみても、老いはやってきます。いまがどんなに元気で若々しい人でも、いずれは老います。どうせ老いるのなら「こういう年寄りになってやろう」という気概を持ってみましょう。

老いは誰にでも訪れますが、それを人間の抗《あらが》えない流れと考えてしまうと、どうしても受け身になってしまいます。

「欲は捨てて、穏やかな日々を送ろう」とか、「孫の面倒を見て、若い人に愛される年寄りになろう」、「少しずつ身のまわりを整理して迷惑をかけないように人生を終えよう」

……たとえばそういった考え方です。いかにも模範的で成熟した人生観のように思えますが、少し達観し過ぎていないでしょうか。あるいは取り繕ってはいないでしょうか。

もちろんそういった考え方が悪いとは言いません。

でも老いは自分自身の問題です。一人ひとりが置かれた状況も違うし、個人差もあります。それまでの人生が人それぞれだったように、老いてからの人生も一人ひとり違っていいはずです。

しかも老いれば自由になります。少しぐらい身体の動きが不自由になっても、それまで背負ってきたたくさんのものから自由になるのですから、「こういう年寄りになろう」「こんな毎日を送ってみたい」と思えば、もっと奔放でもっとわがままなイメージをいくらでも描けるはずです。

「オレは家になんか居たくない、愛車に身のまわりのもの一切積み込んで旅から旅の人生を送りたい」

「孫の面倒なんてつまらない、自分の時間は自分の好きなこと、やりたいことだけやっていたい」

「まだまだオシャレだってしたいし、髪の毛も思い切り明るい色に染めてみたい。いままで我慢していたこと全部やってみたい」

たとえば老いてからの人生にこういった夢を描くのは少しも不自然ではないし、むしろもっと奔放な計画を立てることだって可能になってきます。老いたらもう、それまで囚われてきた世間体だの体面だの、社会的な常識だのから自由になっていいはずだからです。

「結局はおじいちゃんは、わがまま一杯に生きたんだな」

「死ぬまでやりたいことができたんだから本人も満足だろう」

家族があきれるぐらいの晩年を送れるなら、年寄りとしては本望なはずです。

「どんな年寄りになるか」をグランドデザインしておこう

私はかつて「思秋期」という言葉を使っていわゆる更年期の乗り切り方についての本を書いたことがあります。

思春期が「どんな大人になるか」を思い悩んだり考えたりする時期だとすれば、自分がどういう老人になってどんな人生を送っていくかを考えるのが思秋期ということになります。

難しいのはその時期です。完全に老いてしまって脳の老化が進めば、意欲もときめきもなくなってきますから、静かな老いとか穏やかな暮らしといったイメージしか浮かんでこなくなります。かといって若いころには老いはまだ実感できません。

そこで長寿の時代になった現代でしたら、60代から70代にかけての世代でも思秋期に当てはまるかもしれないと考えるようになりました。この年代はかつてでしたら、十分に老いの最中ということになりますが、いまは違います。何らかの形で仕事を続けている人はいくらでもいますし、意欲も旺盛で脳の老化もそれほど進んでいない人が多いからです。

つまり身体が元気で頭もしっかりしていて、それでいて自分の老いを実感できるという最適の世代が60~70代ということになります。

そういう世代の人でしたら、「こういう年寄りになりたい」という具体的なイメージがきっと描けると思います。現役時代に仕事に追われてやり残したこと、世間体とか常識に縛られて手を出せなかったこと、あるいは失敗したときのダメージを考えて自重してきたこと、そういったものの中には「年寄りになってしまえばできるかな」と思える物事がきっといくつかあると思います。

老いてしまえば世間体からは自由です。失敗したとしてもそれほどダメージはありません。時間ならいくらでもあります。いままでの人生で制約となっていたものがすべて消えているのですから、それこそどんなに奔放なグランドデザインでも描けるはずです。

自分が好きな世界、やりだせば夢中になってしまうこと、憧れるだけでいままで諦めてきた世界の中に、きっと老いてからの人生で挑戦できるものがあるはずです。

それをそろそろ真っすぐに見つめてください。

見つめることで60~70代の人生に張り合いや意欲が生まれてきます。感情も大いに若返るでしょう。自分が高齢になることへの不安より希望のほうが膨らんでくるはずです。

第二十講　老いといつまで闘い、いつ受け入れるか

いつかは静かに老いを受け入れるときがくる

老いについての長い講義もそろそろ終わりに近づきました。

ひと言で言えば、ともすれば悲観的で寂しいイメージでしか想像できない老いを、少しでも明るいものに変えていただきたくてここまで書いてきました。

でもどんなに老いと闘い、老化を先延ばししても、いつかは受け入れるしかなくなります。いろいろな障碍が生まれてきて、もう思うように身体が動かなくなったり、意欲や気力が疲れに負けてしまうときが来ます。

それがいつになるかは個人差があります。100歳間近になっても負けない人もいれば、80代後半で「もうムリできないな」と諦めの気持ちになる人もいます。

「ここまで私なりに頑張ってきたけど、そろそろ楽をしたいな」と思うときがどんなに人にも訪れてきます。でも私は、それを負けとは思いません。誰でも楽に生きたい、楽をしたいという気持ちがあるからです。

そこが老いの受け入れどきではないでしょうか。一概に年齢や年代で区切るのではなく、楽になりたいという気持ちが闘おうという気持ちに勝ったときが受け入れどきのような気がします。

でも、そこからの人生はおまけのようなものでしょうか。

私はそうは思いません。

なぜなら、いい老いを過ごした人にはたくさんのいい思い出が残されるからです。たとえ身体が不自由になって横になっている時間が多くなっても、思い出を繰り返し蘇らせて、その思い出の中に穏やかな時間を見出すことはできるからです。

人生の最後には幸せな時間が待ち構えているはずですし、そうでなければいけないというのが高齢者と長く向き合ってきた私が感じていることでもあります。幸せそうな高齢者を見ていると「きっとこの人はいま、いい思い出に満たされているのだろうな」と思うことはしばしばあります。

やり残したことがきっといくつか見つかります

同時に完ぺきな人生などあり得ないというのも私の考えです。

思い出の中には悔いもあれば、心残りなものもきっと含まれています。「あのときあいつには申し訳ないことしたな」とか「気持ちを伝えられないまま縁が切れてしまったな」という悔いがいくつか浮かんでくると思います。苦しいときに手を差し伸べてくれた人の中にも、ひと言の感謝を伝え忘れている相手がいるかもしれません。

それを片づけてみましょう。

短い葉書でもいいし、もし連絡が取れるなら電話やメールでもいいでしょう。簡潔に詫びたり、あるいは明るい声で近況を伝えるだけでもいいです。小さなわだかまりは短いやり取りで消えるものです。一つ消えるたびに、気持ちがきっと楽になると思います。

そうやってやり残したことを一つずつ片づけていくだけでも、気分が上向いてくると思います。「少し外の空気でも吸いたいな」とか「美味しいものを食べたいな」といった元気も出てきます。

老いを受け入れて楽な気持ちになっても、まだまだ日々の暮らしの中に楽しみを見つけていくことはできるのです。

そこから続く長く穏やかな人生も老いのうちです。

命がどんなに細くなっても、老いの中には穏やかで楽な時間が保ち続けられることを私たちは信じていいような気がします。

おわりに

本書をお読みになってどういう感想をお持ちになったでしょうか？

少し老いにまつわる不安が軽くなったとか、歳をとるならそれなりに衰えるのは仕方ないんだなと思っていただいていれば、著者の願いがかなったことになります。

私自身、高齢者専門の精神科医という職に就かなければ、今回ご紹介したような知識や経験は得られなかったと思います。

そのおかげで、私自身は、老いをそれほど怖がっていませんし、なるようにしかならないと開き直りもできています。

それは私自身のメンタルヘルスにとって、とてもありがたいことです。

私がこの本を書いた理由も、「老化の一般的なコース」を知ることが、多くの人のメンタルヘルスに役立つはずだと、自らの経験から思うようになったからです。

実際、もともと高齢者に興味・関心があったわけでもない私がこの仕事を選んだのはかなり偶然のなりゆきだったのですが、今となって思えば、こんな幸運なことはないと感じています。

もともとの性格を考えれば、東大卒の医師として、もっとガツガツと競争に勝つことを目指し、人を蹴落としたり、見下していたかもしれません。しかし、一度かなりの勝ち組になり、社会的地位を得た人が、年下の人たちから慕われていなければみじめといっていい晩年を送る姿を多く見てきたおかげで、社会的な肩書にこだわらないようになりました。

首相というような地位もふくめて、肩書は最終的には失うものだし、その威光がそんなに長く続くものではないという風に思うようになったからです。

どんなに健康に気を遣っていたっていろいろな病気をする人はいるし、長生きできない人もいる。かなりいい加減な暮らしをし、検査結果はメチャクチャなのに元気で長寿をまっとうする人もいる。もちろん、確率論ではそうはならないと思いますが、このような実感から、老後は好きなように生きた方が悔いが少ないと思ったのも事実です。

そして、若いころ、スポーツができたり、頭がいいと言われた人より、脳や体を使い続ける人の方が歳をとってからの身体能力や知的能力が高いことも知りました。

私がなるべく生涯現役でいようと思ったのもそのためです。

こうしたことを知らなければ、現在62歳の私が、10年後、20年後に後悔するのだろうなと本心から思っています。

ということで、私の言うことが全部正しいと主張する気はありませんが、一般の医師よりはるかにたくさんの高齢者を診てきた経験から、知っておいて損はない情報を本書で提供したつもりです。

知らないで後から後悔するより、多少なりとも知っておいた方が生き方の選択に役立つと信じていますし、そうなってくれることを心から願っています。

末筆になりますが、どちらかというとユニークな高齢論の編集の労をとっていただいたワニブックスの内田克弥さんと夏谷隆治さんにはこの場を借りて深謝いたします。

和田秀樹

老人入門
―いまさら聞けない必須知識20講―

２０２２年９月10日　初版発行
２０２２年10月10日　２版発行

著者　和田秀樹

和田秀樹（わだ ひでき）
１９６０年、大阪府生まれ。精神科医。東京大学医学部卒業後、東京大学医学部附属病院精神神経科助手、米国カール・メニンガー精神医学校国際フェローを経て、現在、和田秀樹こころと体のクリニック院長。高齢者専門の精神科医として、30年以上にわたって高齢者医療の現場に携わっている。
『70歳が老化の分かれ道』（詩想社新書）、『六十代と七十代 心と体の整え方』（バジリコ）、『80歳の壁』（幻冬舎新書）など著書多数。

発行者　横内正昭
発行所　株式会社ワニブックス
〒１５０-８４８２
東京都渋谷区恵比寿４-４-９えびす大黒ビル
電話　０３-５４４９-２７１１（代表）
０３-５４４９-２７３４（編集部）

装丁　小口翔平＋阿部早紀子（tobufune）
フォーマット　橘田浩志（アティック）
編集協力　やませみ工房
校正　玄冬書林
編集　内田克弥（ワニブックス）

印刷所　凸版印刷株式会社
ＤＴＰ　株式会社 三協美術
製本所　ナショナル製本

定価はカバーに表示してあります。
落丁本・乱丁本は小社管理部宛にお送りください。送料は小社負担にてお取替えいたします。ただし、古書店等で購入したものに関してはお取替えできません。

ISBN 978-4-8470-6678-8
ワニブックスHP　http://www.wani.co.jp/
WANI BOOKOUT　http://www.wanibookout.com/
WANI BOOKS NewsCrunch　https://wanibooks-newscrunch.com/